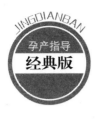

JINGDIANBAN

孕产指导
经典版

孕产无忧

备孕 怀孕 分娩
产后一本通

陈升平 ⊙ 编著

U0206842

中国医药科技出版社

内 容 提 要

　　这是一本帮助孕妈妈及其家人提高孕产期幸福指数的问答读本。全书分为备孕、孕期、分娩和产后四篇，下设宝妈课堂、孕产期禁忌、专家支招和推荐菜谱等专题，帮助准妈妈们正确认识孕产期的一系列心理问题和身体变化，解答产检中碰到的种种疑惑，学会调节情绪和食疗养生。书中还对准爸爸们提出了可行性建议。本书内容丰富、解答权威，可谓是一册在手，孕产无忧，特别适合备孕及孕期的准妈妈和准爸爸随时查阅。

图书在版编目（CIP）数据

　　孕产无忧：备孕 怀孕 分娩 产后一本通/陈升平编著. —北京：中国医药科技出版社，2015.10

　　ISBN 978 - 7 - 5067 - 7788 - 9

　　Ⅰ.①孕… Ⅱ.①陈… Ⅲ.①孕妇 - 妇幼保健 - 基本知识②产妇 - 妇幼保健 - 基本知识 Ⅳ.①R715.3

　　中国版本图书馆 CIP 数据核字（2015）第 208555 号

美术编辑　陈君杞
版式设计　郭小平
插图设计　张　璐

出版　中国医药科技出版社
地址　北京市海淀区文慧园北路甲 22 号
邮编　100082
电话　发行：010 - 62227427　邮购：010 - 62236938
网址　www. cmstp. com
规格　710 × 1000mm¹⁄₁₆
印张　10
字数　157 千字
版次　2015 年 10 月第 1 版
印次　2018 年 5 月第 3 次印刷
印刷　三河市双峰印刷装订有限公司
经销　全国各地新华书店
书号　ISBN 978 - 7 - 5067 - 7788 - 9
定价　29.80 元
本社图书如存在印装质量问题请与本社联系调换

前言

　　孕育生命是世界上最神奇的事情之一。孕妈妈除了肚子一天天隆起外，还会发生一系列的变化，包括生理变化及情绪状态变化等。孕妈妈们对此深有体会，不仅长体重了，还长脾气了。目前，产前焦虑、产后抑郁等心理疾病越来越被大家熟知。从知道自己真的怀孕的惊喜不已，到各种压力的出现，既有心理方面的原因，也有身体方面的原因。刚才还好好的，突然一下子就变得莫名其妙地悲哀起来，又或者因为一件很小的事情就大发脾气。

　　怀孕后怎样做好心理保健，让胎宝宝健康地生长发育，是一件非常重要的事情。孕期的身体变化、激素变化、压力，以及疲劳等综合因素都会导致孕妈妈心情低落及心理障碍，优生优育需要排解这些负面情绪。据英国精神病学家的研究显示，孕妈妈的情绪不仅影响胎儿，还会影响孩子出生后的情绪和行为。有调查显示，很多孕妈妈都会发生焦虑，善于调节的人，会使焦虑症状减轻，不善于调节的人，心理焦虑就会越来越严重。那么造成这种心理问题有哪些原因呢？孕妈妈们又该怎么自我调节情绪，减轻焦虑呢？

　　本书将揭开孕妈妈心理变化的神秘历程、表现与危害，未雨绸缪地预防孕期心理疾病的发生。对孕妈妈备孕、孕期、分娩和产后的心理问题做出回应。本书的特点是以问答形式解答孕妈妈的常见问题，从认知、寻因、预防、调节等角度，介绍孕期的心理变化、产生原因、预防方法、治疗方法等相关知识，从饮食起居、休养、防治、卫生、家庭护理、运动等方面进行了阐述，有针对性地回答一些有共性的问题。为孕妈妈及其家人提供防治孕期疾病的相关知识，便于孕妈妈们在书中找到答案并及时解除疑虑。

编者

2015 年 8 月

目录

1

PART 02 **孕期篇**

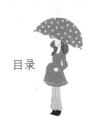

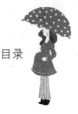

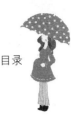

目录

PART
03

分娩篇

PART 04 **产后篇**

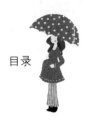

Part

01

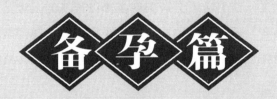

宝妈课堂

备孕禁忌

专家支招

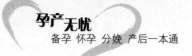
宝妈课堂

 怀孕会给你的生活带来哪些改变?

备孕妈妈在工作和生活中会遇到许多难以预料的困难，如果没有做好应对各种困难的准备，就易产生焦虑、不愉快的情绪。这就需要备孕妈妈充分了解怀孕期的身体变化，学一些妊娠、分娩和育儿知识，减少怀孕期的恐惧心理。

宝宝的诞生会带来家庭生活的转变，而夫妇俩自由自在的日子便要终止，随之而来的是为孩子付出时间和精力。因此有些夫妇不要孩子是可以理解的。也有许多夫妇一想到将为人父母时便会忧虑。面对子女的教育、健康及安全等等问题而焦虑是很自然的。还有经济的压力、母亲对事业的权衡取舍及将会为孩子失去自由的失落感等问题，都要加以解决。到为人父母时，才会明白将要付出多少。在孩子出生后到幼年期间，孩子会不断占据你的时间，需要花很大的心血，但从另一个角度看，孩子会给你带来无法替代的欣喜及乐趣，当孩子逐渐长大后，你便会知道你为孩子付出得越多，所得到的回报也越多。孩子是夫妻爱情的结晶，是夫妇共同生命的延续。为了夫妻间诚挚的爱，为了人类的不断繁衍，做妻子的应当有信心去承担孕育生育的重担。

受孕后，做妻子的会在身体上和心理上产生较大的变化，为了能够更好地适应这个变化，就更应该在怀孕前就做好必要的心理准备。首先应当消除忧虑。一些年轻妇女对怀孕抱有一种担忧心理：怕怀孕会影响自己优美的体形；怕分娩时会产生难以忍受的疼痛；怕自己没有经验、带不好孩子；担心产后上班工作后无人照料孩子等等。其实这有些多虑了，产后体形会发生较

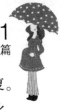

大的变化，但只要注意按有关要求进行锻炼，产后体形很快就能得到恢复。许多女运动员、女演员都曾生育过孩子，但他们的体形并没有太大的变化，身段仍然非常好，原因就在于认真锻炼。怀孕之后，为了胎宝宝的健康，许多活动和娱乐都将受到限制，作为妻子对此应有充分的思想准备。

 你是否已经做好要一个宝宝的心理准备?

备孕妈妈和准爸爸孕前的心理状态与情绪变化，不仅影响自己的身体和受孕，而且对怀孕后体内的胎宝宝生长发育，以及孩子成年后的性格、心理素质发育都有影响。

有研究显示，有心理准备的备孕妈妈与没有心理准备的备孕妈妈比较，有准备的备孕妈妈的妊娠生活较后者愉快、顺利、平和，妊娠反应轻，孕期中并发症也较少，胎宝宝成长在优良的环境中，分娩时也较顺利。

因此，准备要宝宝的夫妻，在孕前就应该从心理和精神上做好一系列准备。备孕的妈妈和爸爸要以平和、自然的心情，愉快、积极的态度，准备和迎接怀孕。特别要说的是，心理准备是夫妻双方的，丈夫充分的心理准备可以帮助妻子顺利受孕并度过孕期的每一阶段，并为未来孩子的生长发育奠定坚实的基础。

 备孕须知

怀孕前问问自己

我人生的最大愿望是什么? 如果愿望与家庭和子女无关，要慎重决定现在是否要孩子。

我喜欢和孩子相处吗? 不要相信自己对待别人家孩子的态度，对待自己孩子的态度可能是不尽相同的。

我能成为好父母吗? 这可能是所有人为人父母的重要问题。

我的童年有哪些美好的回忆? 童年对人的一生影响深远，也与对家庭的认识有很大的关系。

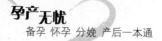

为什么说孕前的心理准备很重要?

有心理准备的备孕妈妈,孕前孕后生活轻松愉快,家庭也充满幸福、安宁和温馨,胎宝宝会在优良的环境中健康成长。

如何才有好心情呢? 最简单的办法就是和准爸爸去风景秀丽的地方旅游一段时间,放松紧绷的神经,调节一下内分泌,在轻松的环境里,在悠然的心态下,宝宝会不请自到。未来宝宝的健康与妈妈孕前和孕后的精神健康有着密不可分的关系。乐观的心态、健康的心理对未来宝宝的成长大有助益。

所以,夫妇双方在决定要孩子之后,要努力调整情绪,以一种积极乐观的心态面对未来,让生活中的每一天充满希望。

孕前要避免哪些心理?

焦急心理:有的女性盼子心切,病急乱投医。盲目相信祖传秘方,乱吃药物,千里寻医在所不惜,东碰西撞,缺乏系统检查。

紧张心理:旅途劳累,环境变迁,精神紧张,往往影响受孕成功率。有些新婚夫妇,居住环境差,住亲戚家,斗室同居,精神紧张,导致不孕。

恐惧心理:某些神经质类型患者,对性刺激敏感,性交怕痛,出现阴道痉挛,无法进行性生活,往往造成多年不孕。

悲观心理:结婚时夫妻感情很好,由于婚后不孕,膝下无子,感觉生活似乎失去了色彩,对生活也失去了兴趣,以致夫妻性生活不和谐,进一步增加了受孕的难度。

怕羞心理:一些女性结婚多年不孕,由于思想闭塞、有怕羞心理,不敢到医院检查,等年龄大了,才去医院找医生看病,错过了最好的治疗时机和受孕时机。

抑郁心理:不孕妈妈往往精神疲惫,抑郁易怒,胸闷乳胀,四肢无力,腹部胀气,苦恼万分,精神负担很重,抑郁成疾。

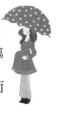

幻想心理：有些妈妈多年不孕，盼子心切，积思成疾，出现闭经，继而恶心呕吐，食欲不振，类似早孕反应，停经4~6个月时会自觉出现"胎动"，继而脂肪增厚，腹部隆起，所谓"幻想妊娠"，非真正妊娠。这种心理因素，通过下丘脑—垂体—性腺轴，破坏了体内正常的内分泌环境，引起体内的孕激素增高，抑制排卵，出现闭经。由于心理矛盾可转换成躯体症状，故可表现恶心、呕吐、胎动等症状，心理学上称为"转换性癔症"。

 ## 备孕期间需要做哪些准备？

树立生男生女都一样的新观念：不仅备孕妈妈要有正确的认识，而且家庭所有成员应该达成共识，特别是老一辈人应给予子女更多的鼓励和关心，解除孕妈妈的后顾之忧。

学习必要的孕产知识：包括妊娠、分娩和胎儿在宫内生长发育等知识。了解妊娠过程的一些生理现象，如早期的怀孕反应，中期的胎动，晚期的妊娠水肿、腰腿痛等，避免不必要的紧张和恐慌。

保持乐观稳定的情绪：怀孕几乎是每个妇女都要经历的人生过程，是件喜事。作为女性能体会到十月怀胎的艰辛滋味也不愧母亲这一光荣称号。不要把生产想得那么可怕，不必为此背上思想包袱。在怀孕的过程中，孕妇要尽量放松自己的心态，及时调整和转移不良情绪，如夫妻经常谈心，给胎儿唱唱歌，共同欣赏音乐，必要时还可找心理医生咨询，进行心理治疗。

注意保持生活规律、饮食科学：有了足够的思想准备，才能有意识地调整自己的生活方式，保证充足睡眠，保证膳食清淡有营养，满足对蛋白质、维生素及矿物质（如钙、磷、铁、锌）等的需求。根据自己的胃口和喜爱合理搭配，丰富食物品种，以增加摄入量。烟、酒均应当戒除。

适当参加体育锻炼，放松身心：无论是孕前、孕后，女性都要有适当的体育活动。可根据自身实际情况，选择适宜的运动，尽可能多做些户外活动，这样有利于血液循环和调节内分泌，还可放松紧张与焦虑的心理。积极的体育活动还能振奋精神，最终有利于胎宝宝的正常生长发育。

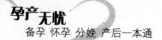
重视孕前检查，接受医生指导：孕前检查有利于对备孕妈妈基础情况的掌握，发现问题可及时解决，是优生的关键。

 备孕期你学会"慢生活"了吗?

研究显示，孕前放慢生活节奏，有利于夫妻双方的身心都处于一种优良状态，特别是对妈妈怀孕后的心理状态与情绪变化有益处。

慢工作：应该学会提高工作效率，在工作与生活之间找好平衡。即便有很多事在等着你也不要着急。可以分类处理，首先做紧急又重要的20%，然后做紧急或重要的50%，至于剩下的30%，尽力而为或者放弃。要做到张弛有度，不要事事都冲锋在前，要明白什么对于自己才是最重要的。在非工作时间关掉手机，不要被工作占据了休息时间。

慢慢吃：应在轻松的环境下吃精心烹制的食物，吃饭的时候不接听手机，不查看掌上电脑的信息。

慢读书：细嚼慢咽地读书可以完全沉浸在书籍的氛围中，给予细节更多的关注，这样做不仅阅读效果好，也能够带来更多心灵上的愉悦。

慢运动：怀孕前就应该开始有针对性地做一些慢运动。这些舒缓的运动可促进备孕妈妈体内激素的合理调配，确保受孕时体内激素平衡，让受精卵顺利着床，并促进胎宝宝的生长发育。运动不仅能避免怀孕早期发生流产，还能明显地减轻分娩时的难度和痛苦。

慢性生活：离受孕日期越来越近，要适当减少性生活的频率。准爸爸应该通过增加健身的次数，保证精子的数量和质量。

慢睡眠：睡前聆听慢节奏的优美音乐，帮助备孕妈妈不慌不忙地入睡。一段慢节奏的音乐，可为一夜的睡眠定下基调，第二天精神百倍地投入到工作中。

慢洗澡：睡前悠然地泡个温水澡，既减压又健康。

慢生活贵在坚持。经过长时间的准备，夫妻双方的身体都处在孕育宝宝的最佳状态了，现在进行最后的"冲刺"。在这个月里，应尽可能地放松心

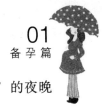

情，放弃一切不良情绪。为了增加"中奖率"，选个最容易"中奖"的夜晚做爱，一个可爱而健康的受精卵就会如愿以偿地落户于子宫。

 ## 怀孕会带来婚姻"暗礁"吗？

在孕期夫妻双方都需要提防无意中产生的婚姻"暗礁"。妻子因怀孕，身体和心理都随着胎儿成长，渐渐转换和适应了母亲的角色。男性虽然从意识层面知道自己要做父亲了，但由于既没有身体变化，又缺乏心理调适，在感觉层面上，他仍然只沉浸在"丈夫"的角色中。

怀孕后妈妈的角色是自然的，爸爸的角色是人为的，妈妈对宝宝的责任意识是强烈的，爸爸则稍逊一筹。这种差异的结果，可能就是妈妈把所有的精力都奉献给宝宝。爸爸虽然也欣喜和努力，但仍然更渴望妈妈的关注和爱抚。

这种角色转换的不同步，令双方都忽略了对方的感受与需求，假如再没有良好的沟通，就会引起误会和疑心。妻子认为丈夫不关心自己。丈夫则感到，有了宝宝自己在妻子的心目中就不重要了。

 ## 生了孩子后丈夫还会爱我吗？我有能力教育好宝宝吗？

你是宝宝的妈妈，为什么生完宝宝爸爸不再爱你了？除非在孕前家庭的问题和矛盾没有解决，或者还有什么难言之隐。如果夫妻关系很好，生完宝宝夫妻的感情应该更进一步了，有一个"小纽带"联系在一起了。建议在孕前解决好夫妻之间的小瑕疵，共同孕育健康的宝宝。

生完宝宝，准妈妈和准爸爸升级为宝宝的妈妈和爸爸，应坚信自己有能力教育好自己的爱情之果。在孕前不用过于担心，为了宝宝的未来，父母的能力是无穷无尽的，建议夫妻双方放宽心，车到山前必有路，教育的问题可以等宝宝出生后再探讨。

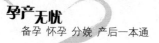

怀孕后老公会不会有外遇？婆婆会不会对我不好？

如果备孕妈妈对自己没有信心，建议孕前在要宝宝的问题上，夫妻双方各自发表意见，没有把握的话，可以在考虑清楚后再决定，如果老公模棱两可的话就等等看，如果老公态度很坚决要宝宝，不妨试试看。孕期的准妈妈也很有诱惑力的。

至于婆婆，你孕育的是她的孙子或孙女，为什么会对你不好？按常理怀孕后应该对你更好的。除非有家庭问题没有解决好，在孕前有争议，但是也不影响孕妈妈怀孕，现在的准妈妈都很独立，有自己的思想，应该能解决好这个问题。

心理压力大会影响受孕吗？

备孕妈妈精神压力过大和情绪压抑都可能会影响受孕，因为压力大会影响下丘脑的功能，下丘脑是一个脑部腺体，负责调节食欲、情绪，影响妈妈释放卵子，以及爸爸制造睾丸激素所需的荷尔蒙。

备孕妈妈感觉有压力，可能会对性生活缺少兴趣，减少做爱次数，这不利于受孕。要是压力影响了正常的荷尔蒙水平，甚至可能导致月经周期的排卵比平时晚或根本不排卵。人一旦处于焦虑、抑郁或有沉重思想负担的精神状态，会影响精子或卵子的质量，即使受孕，也会因不良情绪的刺激而影响妈妈的激素分泌，使胎宝宝不安、躁动，影响生长发育，甚至发生流产。因此，发生不愉快的事情时，最好暂时避免受孕。

此外，孕前应改变不良生活习惯，尽量不要熬夜，注意饮食均衡，注意平日的用药，改变工作性质（调换压力较小的工作）等。

如何通过减压提高受孕几率？

备孕妈妈在孕前有心理暗示，母性自然流露，当看到可爱的孩子、令人

感动的亲情节目，家人的关心，丈夫的呵护，她们都会很感动，也就是说她们因为种种原因和心理所导致的害怕怀孕的心理都是可以化解的，家人多一点理解、关爱，多看看相关方面的书籍，进行一次身体检查，给自己释放心理压力，提前做好思想准备，就会突然发现一切都是自然的，美好的，并没有想的那么可怕和复杂。

研究证明，心理干预可以减轻压力帮助女性恢复排卵。大笑也可以减轻压力，提高女性的受孕几率。试验以接受人工授精的女性为对象，在胚胎植入子宫后，研究员请一个专业的小丑给她们每天表演 10 ~ 15 分钟，使她们开怀大笑。结果她们的怀孕成功率从 19.3% 提高到了 35.5%。对许多备孕妈妈来说，减压疗法是一种有效的治疗不孕的方法。

 ## 如何才能创造和谐的孕前心理环境?

对于想要宝宝的夫妇来说，心理环境的变化比较大，一般说来，和谐的孕前心理环境有这样几个特征。

安排适宜的生活节奏：以消除某种因素产生的心理失调。

努力调适夫妻关系：无论从心理、生活上，多为对方着想，丈夫对妻子应体贴、照顾，给她创造一个愉快舒适的环境，让她有平和愉快的心态。生孩子不仅仅是妻子一个人的事，同时也是做丈夫的事，更确切地说是整个家庭的事。夫妻双方都需要在特定情况下，加大自身处理与对方关系的容忍度，平时一些非原则性问题，没有必要争论，需要容忍，找适当时机解决，避免争吵，也可借其他方法使之慢慢消化。

解除生活顾虑：怀孕要经历一个从怀孕到生产和哺育的全过程。这个过程可能需要占用很多时间，这些时间将会对生活、学习和工作产生较大影响。

保持乐观情绪：未来宝宝的健康与妈妈孕前和孕后的精神健康有着密不可分的关系。乐观的心态、健康的心理对未来宝宝的成长大有益处。

放松身心，多找些乐子：多做一些有趣有益的活动，尽量减轻生活所带

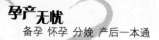
来的心理压力，让彼此都宽心、开心、顺心、安心。

 为什么说孕妈妈的态度对宝宝身心发育影响最大?

在孕妈妈的心理中，孕妈妈对胎宝宝的态度和心理压力对胎宝宝生长发育影响最大。

研究发现，希望分娩的孕妈妈所生的孩子与不希望分娩的孕妈妈的孩子相比，无论从心理上还是身体上，在出生时和出生后前者都比后者健康。比如，后者发生早产和低体重儿比率高，精神行为异常者多，特别是拒绝生育的妈妈，所生的孩子很多都易患消化系统疾病，或孩子大多感觉迟钝，体弱无力。

因此，要想生个身心健康的孩子，对待胎宝宝的态度必须是愉快和积极的，不应是拒绝和不愿意的，否则会影响胎宝宝的身心健康。

 一看到别人家的小宝宝活泼可爱，就有了想生一个宝宝的念头。但是回到家之后又开始担心，这种心态如何调整?

看到别人家孩子好可爱，好想自己要一个孩子的想法从脑子里冒了出来，之后就纠结，到底要不要自己生一个宝宝?

建议找一个可以聊天的人，说说自己的想法，或者找心理医生诊治，再或者与准爸爸和家庭成员商议，不要苦恼，勇敢做出自己的选择。或者要多刺激一下自己，决定自己生一个。

 生孩子在婚姻中究竟有多重要?

孩子是爱情的结晶，家里会因为有一个孩子的到来而更温馨、更幸福。很多女性正是因为有了爱和亲情才生下孩子。这也是母性使然，爱他就为他生一个可爱的孩子，一家人幸福快乐地生活在一起。

孩子是维系爱情的纽带，对于妊娠的期望，无论夫妇哪一方都应给予充分重视，但它毕竟不是爱情生活的全部目的和全部意义。生育从家庭伦理角度来看，是一种爱的传递，它是以夫妻感情的发展为基础的。从期待妊娠到实现生育的过程，应该是发展夫妻之爱，从而进一步激发对生活的热爱的过程。

有些夫妻由于一时未能妊娠而各奔东西，由于原因复杂，这里不置可否。其中也确有一些本来感情基础尚好，只是由于一时未能摆正妊娠在爱情生活中的位置而婚姻破裂的，并导致对人生采取消极态度。但也常见一些夫妇虽然未能达到适时妊娠的愿望，甚至终生未能生育，仍能和谐相处，生活幸福。

 ## 怀孕后身体状况会不如从前吗？

这是杞人忧天，还没有怀孕就担心，就像还没有吃饭就担心吃饭会噎住一样。当然谁也不能保证自己在孕期不生病。

生完孩子，身体可能不如从前，也可能身体更好了。未来谁都看不见，不如踏踏实实地怀孕生宝宝，生完宝宝再说。为了下一代，妈妈和爸爸的付出是值得的。

 ## 如何面对怀孕后物质生活（财务支出和居住条件等）的变化？

要接受怀孕后所带来的一系列变化，包括经济条件的变化，家庭空间变小，生活质量下降等等。之前所有原本能轻易解决的问题，在这个时候反而都变得不可能了。因此，应该保持冷静，仔细思考这些问题和解决的办法。

财务是个大问题，即使你计划产后继续工作，但仍无法改变收入减少的事实。因此，在孩子出生前，应先想好将来如何处理收入的问题。

由于孩子的到来可能使得原本的家庭空间不足，而必须考虑搬家或重新装修家里。这方面的问题在考虑时相当扰人，站在保养身体的立场上看，不

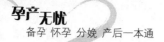

宜搬家，但若非搬不可，则应在怀孕未进入后期阶段前完成。

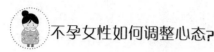 不孕女性如何调整心态?

应重视婚前检查。不能生育的女青年如在婚前就已检查清楚，得到男方的谅解，自己也不会因不平衡的心理影响健康。至于婚前检查正常、婚后因疾病久不得孕者，应尽早去医院检查和治疗。即使是确诊终生不育，做丈夫的也应保持冷静，并给予妻子安慰和劝解，任何突然的感情和态度变化，都会使妻子受创的心灵更受摧残。不孕女性总会有许许多多的感情变化，最常见的就是自责感，认为自己不中用，对丈夫和家庭失职，不能传宗接代，不能搞好婆媳关系等等。

不孕女性总希冀着、幻想着有那么一天，自己也能像其他妈妈一样，有一个健康的小宝宝，受到别人的夸奖和赞誉。这种心理不平衡所致的希冀和幻想，易使她们的精神变得恍惚起来，多梦、失眠等症状将随之出现。不少人还会因这种不良的精神因素引起生理改变，最常见的就是发生食少吞酸、恶心呕吐和肢体倦怠的假孕现象。假孕现象越久，对妇女的精神打击越大。甚至某些不孕女性会一病不起，出现某些精神疾患。

不孕女性整日愁眉苦脸，精神压抑，少言寡语。她们往往会对丈夫百依百顺，哪怕他在外另有所欢也不敢与之争辩。因为，离婚这个字眼对不孕女性来说，简直是洪水猛兽。即使再次结婚仍然不能生育，与其重蹈覆辙，不如安于现状。这种现状对不孕女性的心灵损害更大、更长久和更残忍。应勇敢地面对现实，不要去承受那种慢性心理损害。

还有的女性对生儿育女特别渴求，但生活又不能尽如人意。不育则往往会使这种人的渴求转化为种种变态心理。她们在自惭、自责之余，有可能出现特别怕见小孩，或是怕提到小孩、玩具等字眼。她们也特别不愿与已育妇女打交道，这些人的一言一行、一颦一笑，都会被认为是有意炫耀而使她们受到刺激。这种心胸狭窄的不育妇女，脾气特别古怪，往往在受到某种刺激后，使嫉妒有孩子妇女的心理发展到高潮。她们可能寻衅吵闹，无事生非，

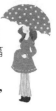

不听劝解，不讲道理，给自己和他人的生活带来不少麻烦。这种情况发生后，应及时给予适当的心理治疗，否则，可能发展为歇斯底里的严重精神疾患。歇斯底里对不育妇女危害极大，不能生育的绝望会产生某种间歇性的报复行为，而这种报复行为又往往是无目的的、残忍的和难以预防的。

 是否可以像迎接重大节日一样地去备孕？

以迎接重大节日一样的心情迎接怀孕，是优生心理的开始，它将对未来一代的身心健康产生深远的影响。夫妇安排一点带有纪念意味的举动，譬如在准备妊娠的时候合影留念，也可以更浪漫一点儿，夫妇分别执笔给未来的小公民写一封欢迎的信函并各自珍藏，并相约在适当时机展示。

不要向周围的亲友掩饰这种妊娠愿望，接受与妊娠有关的祝愿和关切，将有助于烘托这种节日般的气氛，对改善妊娠心理也有益。

这样做不只具有优化妊娠心理方面的作用，还将对孕妈妈顺利度过妊娠中的生理适应期有明显的支持作用。

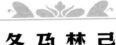

备孕禁忌

 不在情绪压抑时受孕

人一旦处于焦虑、抑郁和有沉重思想负担的精神状态下，其生理功能必然有所改变，不仅会影响精子或卵子的质量，而且受孕后也会因情绪的刺激而影响母体的激素分泌，影响胎儿的生长发育。因此，当小家庭发生不愉快的事情时，最好暂时避孕。

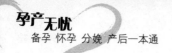
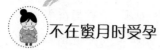 不在蜜月时受孕

由于在新婚前后男女双方为操办婚事和进行应酬而奔走劳累，体力超负荷消耗，降低了精子和卵子的质量，加之蜜月期性生活频繁，也会影响精子和卵子在子宫里着床，降低胎卵质量，从而不利于优生。

蜜月旅行途中生活起居没有规律，居无定所、睡眠不足、饮食失调、营养不足，加上旅游过程中过度疲劳和旅途颠簸，可影响受精卵生长或引起受孕子宫收缩，导致流产或先兆流产。

 不在患病期间受孕

因为疾病会影响体质、受精卵的质量及宫内着床环境，患病期间服用的药物也可能对精子和卵子产生不利的影响，导致新生儿有缺陷。因此，夫妇双方有人患病时，要等身体康复、停药半年以上再怀孕。

 不在炎热和严寒季节受孕

怀孕早期正是胎宝宝的大脑皮质初步形成的阶段，若天气炎热，会影响人的食欲，导致蛋白质摄入量减少，身体消耗大，影响胎儿大脑的发育。而在严寒季节受孕的话，孕妇多在室内活动，新鲜空气少，接触呼吸道病毒的机会增多，容易感冒而损害胎儿。

 尽量不要高龄怀孕

怀孕时女方超过 35 岁被称为高龄怀孕，怀孕期间要加强监护，因为高龄孕妈妈发生胎儿畸形的概率相对较高。女性最佳生育年龄在 23~28 岁。

 不要在怀孕前接触放射性物质和剧毒性物质

因为生殖细胞对 X 射线和剧毒物质的反应非常敏感。如果孕前照射 X 射线，特别是腹部照射过 X 射线，需要等 4 个星期后再怀孕才比较安全。如果曾反复接触农药和有毒化学品，在完全脱离上述环境后 1 个月以上受孕较为妥当。

 初冬至初春不宜受孕

早孕阶段最怕病毒感染，一旦感染病毒，畸胎率会显著增高，而冬春两季是病毒多发及传播的季节，所以初冬至初春时期不宜怀孕。

 孕前不要抽烟喝酒

烟中的尼古丁和酒中的乙醇可以损害精细胞和卵细胞。经常吸烟、饮酒的妇女，最好等戒掉烟酒 2~3 个月后再怀孕。丈夫在妻子怀孕前 1 个月最好也戒掉烟酒。

 孕前不要养猫、狗等宠物

猫、狗等宠物可能使妇女感染上各种病菌，如弓形体感染，可直接传染给胎儿，使胎儿畸形。因此，孕前不要养猫、狗等宠物。

 不要在停用避孕药后立即怀孕

避孕药具有抑制排卵、干扰子宫内膜受精卵着床环境的作用。长期口服

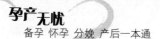
避孕药的妇女，应在停药至少 2 个月后才可受孕，放置避孕环的妇女，在取环后应等来过 2~3 次正常月经后再受孕。这样可使子宫内膜和排卵功能有一个恢复适应的过程，有利于受精卵的生长发育。

 不要在早产、流产和葡萄胎刮宫手术后立即受孕

备孕妈妈在早产、流产后，子宫内膜受到创伤，如果立即受孕容易再度流产而形成习惯性流产，所以首次流产或早产后至少要过 3 个月到半年后再受孕。

葡萄胎手术治疗后，原已隐蔽在静脉丛中的滋养层细胞，经过一段时间后（多在 1~2 年），可重新活跃甚至发生恶性变化。因此，对葡萄胎手术后的病人，为防止其发展成恶性葡萄胎或绒毛膜上皮癌，至少要定期随访 2 年，在这段时间内不能受孕。

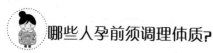

专 家 支 招

 哪些人孕前须调理体质？

性观念开放、生活习惯不佳、曾身心受伤的备孕妈妈孕前须调理体质。开放的性观念与性生活的频繁，诸如月经期间做爱，常会增加子宫内膜异位的机会。有以上问题又想要怀孕的备孕妈妈，为了优生必须做好孕前调理。

不当的性行为使备孕妈妈的生殖器感染的机会加大，而体质较差的妇女，即使性行为正当，但在不良环境下，也会影响怀孕。比如洗温泉、泡太热的热水澡、酗酒、抽烟、长期暴露于辐射中，以及在有毒化学药品环境下工作。

常见症状是白带异常增多，有可能演变成子宫发炎，甚至整个盆腔发炎，还有可能影响脑下垂体及卵巢的正常分泌功能。

晚婚、婚前工作忙碌、熬夜、曾跌打损伤或身心受过伤，都不该放弃孕前优生的机会，应该做孕前调理。

 ## 高龄、流产史、卵巢功能不良的备孕妈妈如何调理体质?

备孕妈妈年龄过了30岁，就要注意了，尤其是35岁之后，被称为高龄孕产妇了。正常妇女的卵巢功能衰退得比较快。但如果因故无法提早生育，就要注意不要有人为的破坏，流产对女性生理结构及内分泌系统有可能造成恶劣影响，导致日后的不孕不育。中医将流产后的妇女视同生过宝宝的体弱妇女。

有过流产史的备孕妈妈，如果刚流产应该让子宫休息二三个月后再怀孕，尤其是月份已较大的流产，比如怀孕四五个月流产的妇女，最好休息半年后再怀孕，子宫休息得好对于再次怀孕有好处。

卵巢功能不良者，一定要避免月经期间检查子宫，万不得已，甚至必须做人工流产手术时，一定要找合格的医院，否则很容易将子宫内膜推向输卵管和腹腔中，造成原本就已体虚气弱、手术后再气滞血瘀的状况，有可能发生子宫内膜异位症。严重者会患卵巢子宫内膜异位（俗称巧克力囊肿）、子宫腺肌症等。中医应该以行血去瘀为主、补养气血为补。

 ## 哪些情况要进行孕前遗传学咨询?

夫妻双方有一人患有先天性疾病；夫妻双方有遗传疾病家族史；曾分娩过有遗传性疾病或先天性疾病的婴儿；近亲结婚；女性年龄超过35岁；连续3次或3次以上的流产等。有这些情况请在孕前向医生进行孕前遗传学咨询。

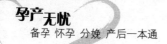

 孕前不良因素有哪些？孕前无不良因素，就高枕无忧了吗？

比如：吃了感冒药、避孕药，拍了 X 光片，用了电热毯，邻居装修，长时间用电脑、看电视，发烧，药物过敏，心理因素等，这些不良因素的影响产生的焦虑情绪都可能会对宝宝的发育造成影响。

孕前无不良因素，也不代表整个孕期就高枕无忧了。孕期检查还会发现一些问题：诸如小便化验尿糖出现（＋）、B 超早期筛查胎儿部分脏器未看清楚、B 超检查时间长、多次 B 超检查、阴道少量流血、弓形虫抗体阳性等。这些也是孕妈妈们担心的问题。

其实，这些都不是什么大问题，只不过是一些医学常规检查发现的问题，很多孕妈妈都可能碰到。找医生问清楚，问题就可迎刃而解。

 身体不太好，能否怀孕？

对于身体健康的女性来说，怀孕应该不是问题，但对于体质较差的备孕妈妈来说心理压力就大了。虽然想要一个孩子，但担心怀孕以后孩子会不会受到影响，这些因素会一直困扰着她们。

建议这样的备孕妈妈去医院进行必要的身体检查，在医生的指导下好好调养，调养好身体之后，在医生的指导下怀孕并定期进行孕期检查。但要注意，如果存在一些重大疾病可能不能怀孕。

 备孕妈妈如何减压？

掌握必要的生理知识：掌握排卵、受精和受精卵着床的基本原理，熟悉自己的月经周期。这些可以帮助你在合适的时间安排性生活，为成功受孕增加机会。

耐心，再耐心：如果没有马上怀孕，尽量不要被这个问题所困扰，这只会使时间过得更慢。即便是身体健康的夫妇想要孩子，也是需要时间的。不过，如果你35岁以下，并且非常认真地尝试受孕已经超过了12个月，或者你目前35岁以上，已经努力了6个月，还不见动静，那么就该到医院去就诊，进行相关的生殖能力检测。

采取一些新鲜的小技巧来延续高潮：如果仅仅是按部就班地把受孕当成需要完成的任务，那么你能期待自己有多少激情呢？别把亲热当成任务来完成，运用你的想象力，让气氛更加热烈一些。

寻求帮助：当你努力使自己怀孕时，有时你会觉得人生的整个目标就是为了要孩子。不要给自己这么大的压力，有很多人像你一样努力着，跟他们交流你的心得应该是件很惬意的事情。比方说，到孕产论坛上和大家聊聊天，或者请医生推荐一位心理顾问。

不要害怕花时间：如果受孕的准备过程给你带来了不好的影响，不要害怕停下来，让身体和心理得到充分的放松。把排卵周期放在一边，放松下来，享受彼此的亲密与陪伴。让夫妻间的亲密成为一种乐趣，不要再去理会那些生理周期了。

为好心的亲友们准备好问题的答案：一对正在努力备孕的夫妇总是要面对亲友的一些问题或者一些善意的建议。不要总是被你面对的问题所困扰，可以直接告诉她们。

放纵自己：在努力受孕的过程中总是充满着希望、失望和令人疯狂的等待。所以这个时候最应该善待自己和丈夫。尽量使自己感觉好些，修修指甲、喝一杯巧克力奶昔、吃一顿烛光晚餐、看两场音乐会等等。关键是要让自己感到满足和快乐。

 准爸爸怎么帮助备孕妈妈?

制造小惊喜：给备孕妈妈买一些对妇婴无害的洗发水或装上浴霸，然后等妻子走进浴室的时候，你也走进去为她洗头，然后给她一次浪漫的按摩。如果你对自己的按摩技术没有自信的话，先咨询一些专业人士。

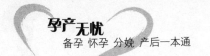
来次大清洁：给家里来次清洁，不是简单地将垃圾堆到一边，而是认真地用吸尘器将角落都打扫一下，还有清洗一些炉具等。不要以为这是在简单地做家务，只要看看妻子的反应，你就知道你也是在哄她开心了。

小小枕头显功效：备孕妈妈通常都采用侧睡，而且许多备孕妈妈都会发现抱着枕头睡觉比较舒服。所以给妻子准备一个小枕头，在上面写上"给老婆睡觉专用"，放在床上让她容易看到，这样也会给她一个惊喜。

一起做运动：备孕妈妈可能会开始一系列的运动计划，你可以空出一天时间来陪她运动一下，不要担心你没有她灵活，妻子的快乐只在于你能够跟她一起分享，所以你能够陪她越多就越好。

继续献殷勤：给亲爱的妻子写一封信，告诉她20条你爱她的原因。在信封写上你的地址然后附上一些小礼品等，浪漫和傻气两者的结合肯定能够给她带来温暖。

买新的衣服：无论她有多少衣服，你给她买一条裤子或者衣服都能够给她带来惊喜。将其放在一个礼盒中，在上面写上一些甜蜜的话。不过记得拿回来包装之前要将衣服先洗一遍。

帮她剪指甲：帮她剪指甲能够给她一种安全感，即使多几次也不为过。首先，你关心她的手的话她会很感动，而且看到丈夫能够为自己做这种小事，她会很开心。

当一个厨师：重要的是你的努力，而不是结果。所以如果厨艺不精的话，也可以来个简单的晚餐。当然备孕妈妈不能喝酒，但不代表你不能增添情趣。你可以用高脚杯装上葡萄汁、开水等，碰杯不成问题。

 如何做一个幸福快乐的备孕妈妈？

接受不同的感官刺激，多品尝喜欢的食物，多触摸感兴趣的东西，多闻让自己心情愉悦的气味。这样会让你得到快感，不断从大脑中分泌增加免疫力的物质。

少看悲情和情节复杂的电视剧，多看看那种竞猜类的节目，可以和准爸爸比赛看谁猜得快，这样能让大脑的压力得到充分释放。

除了自己一定要看的节目，其他的时间把电视关掉。这样可以充分利用时间，也可以在一边做其他工作的时候听听收音机，让除眼睛外的感官也得到充分的刺激。

每天做活动脸部肌肉的"脸部体操"，比如对着镜子做出各种表情，让脸部的每一块肌肉都动起来。

享受黑暗带来的宁静。在黑暗中人体才会产生足够的褪黑素。睡眠不足或睡觉的时候光线过于明亮，都会减少褪黑素的释放量，有可能导致失眠或焦虑。

制定符合生理规律的作息表。在上午做需要用脑的工作，14：00 ~ 15：00做简单的机械性的工作，一直到17：00左右，大脑再次恢复活力后，再做一些用脑的活动。

利用周末时间到水族馆去看看，水中游来游去的鱼类会让你的身心得到彻底放松。

养几棵花花草草。先买本养花的书学习学习，然后选几种既能净化空气又容易养护的。没事的时候可以和花花草草说话，也可以作为给宝宝的一种胎教。

尝试一些新鲜的事物。例如学习给小宝宝打毛衣，或者学习用画笔描绘肚中宝宝的形象。

上下班，只要时间允许，可以挑选一些不同的路线，也许会有些意外的发现。

 怀孕后发现接触了对胎宝宝不利的因素，怎么办？

需要了解备孕妈妈接触这些不利因素的时间、排卵期的时间、同房的时间等，如果已经怀孕了，自己不清楚的情况下，可以看医生，让医生评判怀孕的时机与接触不利因素的关系是直接还是间接的，从而做出正确的决定。

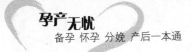

 哪些食物可以排毒?

蔬菜:各种新鲜蔬菜可使血液呈弱碱性,让沉淀在细胞内的毒素重新溶解,随尿排出体外。

海带:含有丰富的海带胶质,可促使侵入体内的放射性物质排出。

绿豆:能帮助排泄侵入体内的各种毒素,包括各种重金属及其他有害物质,促进人体的正常代谢。

蘑菇:能清洁血液,排泄毒性物质,经常食用可清除体内毒素。

猪血:含有大量血浆蛋白,经过人体胃酸和消化酶分解后,与侵入胃肠道的粉尘、有害金属微粒发生化学反应,变为不易吸收的废物而被排出体外。

酸奶:可以补充益生菌,抵御病原菌的侵害。

茶叶:含有抗辐射成分。

水:多喝水可增加尿量,从而帮助排毒。

 如何通过呼吸与出汗排毒?

选择空气清新之处做深呼吸,使残气尽量呼出。做法一是增加呼吸深度,吸气时数到 4,呼气时数到 12,然后逐步增加到吸气时数到 7,呼气时数到 21,一呼一吸算一次,每天早晚各做 10～20 次;二是主动咳嗽,每日清晨与晚上,到室外空气新鲜的地方做深吸气,吸气时缓慢抬起双侧胳膊,然后突然咳嗽,并迅速将两臂下垂,咳出痰液。如此反复 10 次,每次间隔时做几次正常呼吸,防止过度换气。

出汗也能排毒。据检测,一个人每天从汗液中排出 150 多种废物。设法让自己多出点儿汗,有助于身体自净。具体措施可多运动、温水浴、喝热粥或热姜茶等。

Part

02

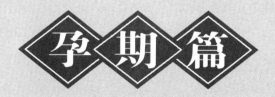

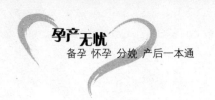
由于激素变化和早孕反应，孕妈妈身体开始出现不适，心理反应也很强烈，经常会发生愉悦、期待、自卑、恐惧、害怕、假孕想象等心理反应。

过多的精神负担对孕妈妈身体是一种不良干预。孕妈妈情绪变化对胎宝宝发育也有很大影响，如忧虑、焦躁、悲痛会使胎动增加，影响胎盘血液循环和氧气供应。所以，孕妈妈要保持愉悦、豁达的心情，这样有益于胎宝宝的生长发育。

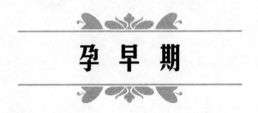

孕 早 期

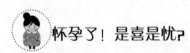

怀孕了！是喜是忧？

喜出望外："我终于有了"。这种心情多是盼子心切，努力了多年。

愉悦幸福："我要成为最好的母亲"。你也许是新婚不久，还沉浸在幸福的甜蜜中，现在倍感幸福。

平静自然："女人怀孕天经地义"。计划之中的怀孕，顺其自然怀着一颗平常心。

不知所措："我怎么会怀孕了""工作怎么办""要这个孩子吗"。

紧张恐惧："怀孕会变丑""生孩子很痛苦"。

即便一开始高兴，喜悦过后种种担忧也常接踵而来。比如：初次妊娠者对妊娠反应的顾虑，有过流产史的孕妈妈对能否保胎的顾虑，担心原有疾病或正

患的病对胎宝宝有影响，担心性生活受影响，担心妊娠反应影响工作、学习等。

 孕早期孕妈妈有哪些心理变化？

感情变化丰富：经常处于矛盾、烦恼、抑郁、恐惧、焦虑和疑虑中。心理变得脆弱，原本很自信，遇事有主见，怀孕后却脆弱敏感，爱激动、流泪，依赖性增强。

经常担心：对怀孕虽然高兴，但对自己能否胜任孕育胎宝宝或胎宝宝是否正常持怀疑态度；对自己曾接触过某些不利因素担心不已，如放射线、电脑、装修、药物、宠物、病人等。

心理紧张：对日后的生活感到茫然，为住房、收入、照料婴儿等问题担心。

容易发脾气：常因一些小事嗔怪丈夫，或容易对别人产生不满情绪。

兴趣发生改变：开始注意观察小孩玩耍、游戏，或喜欢听儿歌，对自己腹中的小生命越来越依恋，不知不觉中已逐渐产生母爱，并向胎宝宝输送。

回避性生活：担心会伤害腹中的小生命，开始对性生活产生畏惧和回避心理，但有些孕妈妈的性兴奋反而增强了。

逐渐接受妊娠：从心理上适应并接受了妊娠，逐渐有为人之母的心理准备。

对食物喜好发生变化：对某些食物出现爱好或厌恶等改变，如以前不喜欢吃酸性食物，现在非常喜爱。

情绪变化大或厌恶怀孕：可能孕吐反应加重，并使体重减轻，甚至发生剧烈孕吐和其他反应。

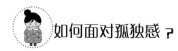 如何面对孤独感？

有孤独感在当今社会里很常见。有许多妈妈选择晚生，有些则决定抵制

生育。你可能会发现自己是死党中第一个怀孕的，周围没有其他妈妈，相当寂寞。不妨参加亲子团体（父母准备班），或在生产课程中认识些新朋友，或问问朋友是否认识初为人父、人母的年轻夫妻可以与您讨论的。这种因怀孕结缘的关系通常在产后仍可维持相当长时间。在你感到孤独的时候，别忘了自己的父母和丈夫，跟他们谈谈，一起去把社交范围扩展开来。

与他人沟通，分享自己的感情和心事是相当自然的。你的丈夫和家人朋友当然是最佳人选。可能他也有很多话急于告诉你。

日记可随时记录日常生活，能抒发自己不想与人分享的情感及思绪，同时也能帮助你看清自己。未来，你的孩子即将成立属于自己的家庭时，可能会对这本日记相当有兴趣。

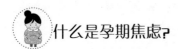 什么是孕期焦虑？

孕期焦虑在临床上分为产前抑郁和产后抑郁两大类。

产前抑郁表现为情绪波动大，如容易哭、发脾气等。临床研究发现，孕妈妈情绪波动对胎宝宝会有很大的影响，孕妈妈在怀孕 4 ~ 10 周情绪过度不安，如惊吓、恐惧、忧伤或其他原因引起的精神过度紧张，能使大脑皮质与内脏之间的平衡关系失调，引起循环系统功能紊乱，导致胎盘早期剥离，甚至造成子宫内胎宝宝死亡等。

焦虑症主要由心理原因造成，一部分来自于家人的担心。父母和公婆的紧张容易传染给孕妈妈，加重孕妈妈的心理负担，严重的还可能引发流产。还有一部分原因是缺乏相关孕期知识。享受着丰裕物质生活长大的年轻孕妈妈在跨过了工作坎和结婚坎后，在孕育问题上遭遇了新的困惑。对怀孕不了解、恐惧怀孕和生产、不知道该吃什么食物、不知道怎样才能让孩子健康发育，甚至担心生育时的痛苦等。

孕期心理焦虑是一种心理变化。即将成为妈妈的女性，心情错综复杂，文化层次较高的孕妈妈表现更为突出。大多数孕妈妈因为早孕反应表现为肠胃不适。但是有些孕妈妈脾气变坏也有妊娠并发其他疾病的原因。如果存在

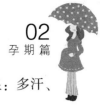

妊娠并发症，特别是合并甲状腺功能亢进的孕妈妈症状表现更加明显：多汗、烦躁、心悸等，孕妈妈脾气更坏。

 ## 产前抑郁的原因和表现是什么？

产前抑郁是近年来出现的一种孕期心理疾病。女性从怀孕起，由于体内荷尔蒙出现变化，特别在怀孕早期的 3 个月里，出现呕吐等各种身体不适；心理也容易出现波动，情绪容易低落。由于生育期女性是精神病易感人群，如果调节能力差的女性此时没有得到适当照顾，心理压力过大，难以从"少女角色"转换到"妈妈角色"，就可能在临床上表现出躁狂、抑郁、精神分裂，甚至出现意识障碍和幻觉，以致发生难以预料的意外事故。

心理落差是患病原因，怀孕后的女性往往最担心产后会失去怀孕前的一切，在丈夫和单位里"失宠"，更多白领女性还担心自己身材会变形。越来越多的中高收入女性在怀孕后马上辞掉工作，原先充实的生活状态、明确的生活目的一下子就没了，人也变得很空虚。另外，城市女性从小没吃过苦，生孩子会带来的痛楚让她们整天诚惶诚恐。

孕妈妈需要更多关爱，丈夫在孕前、孕期都要密切关注妻子的心理变化，尽一切可能关心她、体贴她，减少不良刺激，使之保持愉快心情和稳定情绪，对生男、生女也不要有过多压力。

孕妈妈自己也要做到：了解分娩和产后的卫生常识，减轻对分娩的恐惧感和紧张感；调节情绪，放松心情，适当到户外运动，比如短途旅游、做孕妇操、游泳等，参与一些社交活动；保持充足的孕期营养，因为足够的营养和充分的休息能够避免心理疾病的发生。

 ## 孕早期精神压力大对胎宝宝的危害是什么？

孕妈妈情绪波动对胎宝宝的发育会有很大影响，根据临床研究，孕妈妈怀孕 4～10 周如果经常处于情绪的大起大落之中，如惊吓、恐惧、忧伤或其他原因引起的精神过度紧张，容易导致循环系统功能紊乱，对胎宝宝的生长发育不利。专家经过测试发现：当准妈妈情绪不安时，胎动次数会比平常快 3 倍，甚至高达正常时的 10 倍。孕妈妈精神压力过大对胎宝宝的危害如下。

容易导致流产：孕妈妈压力大时，体内会大量释放出一种激素，导致自发性流产。孕妇压力大时体内皮质醇含量明显升高，皮质醇是一种抑制分泌黄体酮的激素，而黄体酮对维持健康的怀孕过程至关重要。必要时可以给压力较大的孕妇注射黄体酮预防流产。

导致婴儿先天缺陷：特别是在怀孕期间经历了"重大变故"的孕妈妈产下的婴儿患有腭裂、兔唇、听力缺陷和先天性心脏病的几率远远大于其他婴儿。发生了父母死亡、心脏病发作，以及孕妈妈经历情绪波动较大的事都属于"重大变故"。

影响胎宝宝的生长：孕妈妈内心的压力会阻碍胎宝宝的生长，这种现象往往早在第二三个月时就开始出现。压力大的孕妈妈所生的婴儿的体重也要轻。

生下的孩子易患糖尿病、心脏病：孩子相对更容易罹患胰岛素依赖型糖尿病，孕妈妈内心经常感到压力会对胎宝宝的神经系统造成不良影响，并使胎宝宝未来罹患心脏病的危险增加。

 孕早期精神压力大对孕妈妈自身的危害是什么？

精神压力大导致孕妈妈的血压升高，研究显示，怀孕的女性在工作期间的血压明显高于在家里时。这样就会增加孕妈妈患妊娠高血压的危险。怀孕期间的高血压会引起心脏、肾脏和肝脏的损伤，对于母亲和胎儿都存在着危险。

精神压力大易导致"胃肠神经症"，由于神经系统功能失调，会引起以胃肠道症状为主要表现的神经系统功能性疾病。症状为消化不良、饱胀、胃部疼痛、吞咽困难，还会出现恶心、腹泻或便秘，以及妊娠反应加重等症状。

这些症状多与精神情绪的波动相关。

孕早期如何缓解和消除精神压力?

照顾好自己。定期饮食,饮食营养丰富,充分休息,适当锻炼,不要喝酒、吸烟或吸毒。

感觉有压力是很正常的,不要太在意压力。分析一下引起压力的原因,采取可行措施,解决引起压力的问题。

避免对压力产生消极反应,多听音乐,轻快、舒畅的音乐不仅能给人美的熏陶和享受,而且还能使人的精神得到有效放松,让优美的乐曲来化解精神的疲惫。

安排自己的日程,让自己有时间去做放松的事情,比如:锻炼、沉思、按摩、深呼吸,甚至看书等,都可以让自己放松。

寻求帮助。让自己包围在爱和支持中。扩大支持你的朋友和家人的范围。坚持帮助家人做一些轻松的家务活。工作中让其他员工支持你,给你提供信息和帮助。

做一些有益于身心健康的活动,例如瑜伽和按摩,有助于缓解孕期的压力。这种有益身心健康的方法对孕妈妈和胎宝宝有益,这些方法在短期能刺激身体的“放松反应”,包括降低血压、降低心率和呼吸率。如果能定期进行有益身心的活动,身体内还会释放出内啡呔和复合胺,提高身体应付压力的能力。这意味着肌肉放松,更有能力去应付身体的变化,提高分娩时候的放松程度并减少痛苦。还能改善睡眠,改善母亲与婴儿的关系。

每日工作时间不超过 8 小时,工作中感到疲劳时,可稍休息,也可到室外、阳台或楼顶呼吸新鲜空气。长时间保持一种工作姿势的孕妈妈,中间可不时变动一下姿势,如伸伸胳膊动动脚,以解除疲劳。

散步是一种很好的休息形式,就近到公园、广场、体育场、田野、宽阔的马路或乡间小路散步,行程要适中,还应避免着凉。最好夫妻同行,同时说说话解除疲劳,也是调节和保持孕妈妈良好精神状态的妙方。

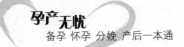

 心情抑郁会导致流产、胎儿畸形吗?

　　流产的主要原因与遗传和染色体的异常有关，但是也与孕妈妈焦虑、抑郁有关，不良情绪促使子宫收缩，影响胚胎营养，导致胚胎发育不良。在习惯性流产的孕妈妈中，越焦虑越容易引起流产，越流产越激发焦虑，情绪进入恶性循环中。阻断这种恶性循环的方法，一是查找引起流产的病因积极治疗，二是同时进行心理干预解除孕妈妈的思想顾虑。

　　美国科学家对经历了 1994 年 6.8 级地震后的孕妈妈进行调查发现，处于怀孕头 3 个月的孕妈妈，比怀孕中晚期或已分娩过的孕妈妈更易受到精神刺激，导致早产。调查发现，孕期处于头 3 个月的孕妈妈，经历地震刺激后大多在第 38 孕周分娩，孕期处于最后 3 个月的孕妇，分娩往往是在第 39 孕周。因此，精神刺激对早期妊娠的孕妈妈伤害最大，这个时期是一个易伤期。澳大利亚科学家对绵羊的实验表明，孕妈妈在孕早期精神紧张，即或短短 2 天，也可能会引起胎宝宝血压升高，以及肾功能紊乱。在绵羊身上的这一发现，与人遇到精神紧张时的情况很相似，因而对胎宝宝的影响也一样，并影响以后的生活。

　　根据大量的临床调查，在妊娠 4～10 周内孕妈妈情绪过度不安，可能导致胎宝宝口唇畸变，出现腭裂或兔唇，因为胎宝宝腭部发育就在这个时期，孕妈妈精神状态的变化，如惊吓、恐惧、忧伤、严重的刺激或其他原因引起的精神过度紧张，能使大脑皮层与内脏之间的平衡关系失调，引起循环系统功能紊乱，导致胎盘早期剥离，甚至造成胎儿死亡。

 防患于未然，如何预防孕期焦虑?

　　学习孕产知识：特别是初产妇，由于缺乏对生产的体验和认识，导致孕期任何一点生理变化，都可能影响心情和精神状态。最重要的就是要多学习，渠道有：通过电视、报刊、孕妇学校学习一些孕期知识；积极参加孕妈妈俱乐部活动，和别人交流，正确看待自己的焦虑问题；参加孕期讲座；有问题及时向医生咨询。

饮食起居要规律：制订一份科学有效的起居及饮食定时定量表，坚持三点，做到起居规律，饮食得当，不偏食，合理搭配饮食，营养均衡，忌食生冷、辛辣、刺激的食物；每天保证 8～9 小时睡眠；适当锻炼，促进血液循环，有利于宝宝发育，以及将来顺利分娩。

培养一些小爱好：如编织、绘画等，分散注意力。创造雅致、温馨的家居环境，逛街边的特色小店，将家庭小环境布置得更加整洁、美观、赏心悦目；多欣赏花卉、盆景、美术作品；常听优美的音乐，朗读诗歌，多看童话和育儿周刊等。

学会做白日梦：幻想能帮助你在孩子还未出生前，即与她建立亲密的关系。发现自己花了好几个小时幻想着自己的孩子，其他什么事情也没有做，不要觉得荒谬，跟肚子里面的小家伙联系感情是接受他（她）的第一步。

缓解"害喜"症状：食欲不振时，要以理智告诉自己，胎宝宝的健康来自母亲，怕吃或不吃，不但自己撑不住，胎儿健康也会出问题，特别前三个月是胎儿所有身体器官及神经系统发育的关键期。不要陷自己于害喜的苦难中，把自己的思想、情绪焦点转移到另一些兴趣、工作上，忘了害喜这件事。这时，您的快乐、满足的情绪，将是胎儿正常发育的保障。

营造良好的生活环境：会给孕妈妈带来愉悦心情。为自己营造一个雅致、整洁、柔和的生活环境。可据自己喜好来布置，也可摆放一些色彩鲜艳、气味清香的花草或盆景，播放一些优美动听的轻音乐，让自己一进入房间就感到放松、愉快，使精神保持充分松弛。

转移情绪和注意力：是一种非常有效的调节方法，生活中难免遇到不顺心或不愉快的事，如与人拌嘴、不和等。关键要学会善于进行自我调节，去做一件能使自己喜欢或愉快的事，如装点一下居室、换个发型或去买件新衣服，洗个温水浴，去景色或环境优美的地方散散步，向闺中密友或家人倾吐宣泄一下自己的不快，把自己的不良情绪宣泄或排遣出去。

少吃影响情绪的食物：情绪不佳时，避免过多进食巧克力、甜食、肉和鱼等食物，这些食物会促使血液中的儿茶酚胺水平增高，加重烦躁、忧郁等消极情绪。

适当工作：适当的工作对你和胎儿都有益，低强度的压力对胎儿也没有什么不好的影响，但如果工作中感到身体疲劳、精神紧张则应尽量休息，减少工作。

家庭和睦：丈夫应该经常抽空陪妻子散步、聊天或一起想象未来的孩子等。准妈妈也不要因自己特殊而忽视对丈夫和家人的关心，否则产后一旦家庭重心转移则变得很失落。如果缺乏亲人的关心，应主动寻求朋友、同事的帮助，解决心理困惑。家人要多关心孕妈妈，帮助孕妈妈顺利度过妊娠期。对于孕妈妈的嗔怪或喜怒无常不要计较，尽量多包容，以免孕妈妈受到不良刺激。特别是孕妈妈孕吐反应较重时，要积极帮助其缓解症状。

与胎宝宝建立丰富联系：与胎宝宝对话，给胎宝宝讲故事，听儿童音乐，轻轻抚摩肚皮。多想象胎宝宝在自己温暖的宫殿（子宫）中快乐地嬉戏。常对宝宝说话，也可以想象胎宝宝闭着眼睛在睡觉，样子很可爱。

放松有益：散步、冥想、深呼吸、按摩、浏览内容轻松的书籍、听轻音乐、看喜剧片等。注意看电视等时间不要太长，避免看内容紧张、恐怖、悲剧色彩重的书或影视节目。

可向医生咨询：如果出现一些不利于胎宝宝的因素，如服药、发烧或被病菌感染，孕妈妈非常担心，可以求教于专家，以消除不必要的担心。必要时去做一些化验，也可找心理医生咨询并进行疏导。

接受生活的变化：怀孕期间所有原本能轻易解决的问题，在这个时候都变得困难了。因此，应该保持冷静，如果能够解决的话就不要过度反应。

 ## 如何从心理调适方面转移焦虑情绪？

孕妈妈思想放松、营养良好、不烟酒、没有被病毒感染、又没有滥用药物，就很少会发生难产和胎宝宝畸形。

孕妈妈要在思想上认识到，不应为生男生女烦恼，因渴望生某一性别的婴儿而满腹焦虑，不仅无用还会流产。

孕妈妈不要小肚鸡肠，斤斤计较，胸襟要开阔。研究表明，良好的心态是化解情绪困扰的关键因素之一。不要计较他人的态度，避免生闷气和发怒。还要尽量少看有恶性刺激的电影与电视，以免引起过度的情绪波动。

转移情绪，出现担心、紧张、抑郁或烦闷时，去做一件高兴或喜欢的事，如浇花、听音乐、欣赏画册、阅读或去郊游。自然美感引起的情感，会使孕妈妈对生活的兴趣提高。洗温水浴或适度做家务，也会通过促进血液循环消除孕妈妈的不良情绪。

释放烦恼，把自己的烦恼向闺蜜倾诉，或写信、写日记，能非常有效地调整孕妈妈的情绪。

与好友交流，孕妈妈不应把自己封闭在家里，应结交情绪积极乐观的朋友，充分享受与他们在一起的快乐，让他们的良好情绪感染自己。

改变形象，换一个发型，买一件新衣服，装点一下房间，都会给孕妈妈带来一种新鲜感，改变沮丧的心情。

最后不要轻信一些没有科学依据的道听途说，应定期到医院检查，向专家咨询和提问，做到心里有数。孕妈妈的家人要给予孕妈妈更多的体贴、照顾和安慰，帮助孕妈妈克服焦虑情绪、保持心情愉快。

如果严重焦虑，建议到心理专科医院，找心理医生进行咨询及疏导，在医生的指导下用药或住院治疗。治疗上应该向专业机构了解相关信息，阅读一些相关的材料。孕妈妈应该选择比较权威的机构。通过相互的交流和了解，孕妈妈能够消除心中的不确定性，从而保持母婴的健康。孕妈妈根据医生的指导、做定期的产检、合理的饮食、适当的运动、配合医务人员就可以保证宝宝的顺利出生。

孕期焦虑症如何进行治疗?

心理治疗：焦虑症是一种神经症类型，在诊治过程中必须重视心理治疗，做好心理转化疏导工作，调动孕妈妈的主观能动性。当心理疏导治疗效果不

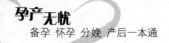
好时，须在医生指导下服药治疗。

药物治疗：抗焦虑剂为首选药物。常用药物为艾司唑仑、安定等。其剂量和服药方式须在专科医生指导下服用。

物理治疗：经颅微电流刺激疗法是一种与传统药物治疗、电抽搐治疗完全不同的治疗方法，通过低强度微量电流刺激大脑，改变孕妈妈大脑异常的脑电波，促使大脑分泌一系列与焦虑、抑郁、失眠等疾病密切联系的神经递质和激素，实现对这些疾病的治疗。此类治疗临床上孕妈妈很少使用，对胎宝宝的影响不确定。

 准爸爸在孕早期的心理问题是什么？

会性焦虑。孕妈妈怀孕后，往往会听从专家的建议，自觉或不自觉地中止或减少性生活的次数。注意力全被那个未来的小生命牵扯去。科学试验表明，男人每 6 分钟就会产生一次性幻想。那么，他出轨的可能性会增加。

会变得惴惴不安。孕妈妈出现孕期综合征，特别是孕妈妈的体形发生变化，心情变得紧张不安，会把一些焦虑的情绪发泄到准爸爸身上，准爸爸只能默默承受。

准爸爸白天要辛苦地工作养家，看老板的脸色，回到家里要改掉以前少做家务甚至不做家务的习惯，要细心体贴孕妈妈，要承担照顾家庭的重任，会感到精力不足，心力交瘁。所以，准爸爸的情绪变得抑郁，这可能是准爸爸的日常生活压力所致。

 孕早期孕妈妈身体上有什么变化？

身体的变化从怀孕便开始。"大姨妈"将暂停来访，这是因为孕妈妈体内产生高水平的雌激素、孕激素，用以维持子宫内膜生长，为胎宝宝的发育提

供营养。有的孕妈妈在受精卵着床这天会有很少量的阴道出血，医学上称为胚胎植入性出血。

阴道开始变厚变软，并且由于血液供应的增加变成了紫蓝色，分泌物也逐渐增加。在怀孕的前几周，乳房常有胀痛的感觉，怀孕几周或几个月后，胀痛感会消失，乳房通常还会持续增长，为哺育孩子做准备。

"恶心呕吐"也许是此阶段明显的反应，可能是由妊娠产生的血绒毛膜促性腺激素（HCG）引起的。同时骨盆充血压迫到膀胱，易引起尿频、下腹发胀等现象，这些都不必担心，如果孕妈妈感觉到难受，可以向医生征求意见，寻找解决的办法。

 ## 心理问题会加重妊娠反应吗？

早孕反应与血绒毛膜促性腺激素有关。那些情绪不稳定、易于激动、多愁善感的孕妈妈，比那些安静沉稳、心情开朗的孕妈妈早孕反应更剧烈。

其次，各种矛盾和顾虑，担心有了孩子会给自己的工作、学习和生活带来不便等，都会使恶心、呕吐加重。一些精神脆弱的女性，从早孕反应一开始便招架不住，呕吐频繁，滴水不进，与精神上的崩溃有关。不少早孕反应较重的孕妈妈经过医生、家人或朋友的安慰、解释、鼓励及照料，建立了信心，平安度过了反应期。

对气味和食物的敏感、刁钻、怪癖也与孕妈妈的精神因素有关。大量临床资料表明，不良或消极的心理因素会加剧妊娠反应。

 ## 一吃就吐，可以不吃饭直接去医院打点滴吗？

食欲不振时，要理智告诉自己，胎宝宝的健康来自孕妈妈，怕吃后吐或不吃，不但孕妈妈身体撑不住，胎宝宝健康也会出问题，特别前三个月是胎宝宝所有身体器官及神经系统发育的关键期。不要使孕妈妈陷于害喜中，如

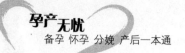
果能把自己的思想、情绪转移到一些有兴趣、能投入的工作上，充满热情、专注地工作，将忘了这件事。

不吃饭是不可以的，点滴仅在妊娠反应严重的情况下，孕妈妈身体出现酮症时方可使用，仅解决一时的问题，不解决整个孕早期的问题。还是要鼓励孕妈妈进食，少食多餐，尽可能保证孕妈妈的营养摄入。

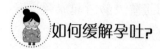

如何缓解孕吐?

早晨可先吃一些饼干或点心，半小时后再起床；无论呕吐轻重，都不要不吃东西；多吃清淡可口的蔬菜、水果，少吃油腻甜食，以少食多餐为好；做深呼吸缓解呕吐，严重时找医生诊治；不要过多吃巧克力、甜食、肉和鱼，因其可使血液中的儿茶酚胺增多，引起伤感，或加重烦躁不安、爱发脾气及忧郁等消极情绪。

医生只对熟人负责吗?

医源性因素导致的孕妈妈心理问题是一个不能回避的问题。产科门诊工作比较繁忙，特别是大医院的产科门诊，需要接诊正常孕产妇、高危孕产妇，以及一些下级医院转诊来的危重孕产妇，所以平均每个病人只有5~10分钟就诊。在快节奏的诊疗中，只能按照程序进行，不能完全达到很人性化的程度。

在有些孕妈妈眼里，医生只会对自己的朋友、亲戚态度和蔼，其实这是认识上的误区。医生对所以病人都一视同仁，病情不同，所诊治的时间自然不同。孕妈妈带着这种忐忑的心情去看医生，有些话到嘴边可能就不敢问了，剩下的只有焦虑和抱怨了。

当然，医生有时为了避免医疗纠纷和进行自我保护，可能把问题说得稍微重了点，孕妈妈就更加战战兢兢了。

孕早期心理问题通过就诊仍然不能释怀，是不是孕妈妈本身就
有问题？

有些孕妈妈在听医生解释后，仍然就某一或多个问题不能释怀，担心不已。其实，这就进入到真正的焦虑。具有这种焦虑素质的孕妈妈，会不停地焦虑下去，哪怕检查没有什么问题，也会担心有什么不好的事情发生。有些孕妈妈在整个孕期都郁郁寡欢，这跟孕妈妈的性格因素有关，与怀孕本身关系不大。

专业的心理医生能够区别出哪些是真正的焦虑、抑郁，哪些是一时的、跟孕期不良因素相关的焦虑和抑郁。真正的焦虑需要专业的心理咨询，而后者需要产科医生的耐心解释。

孕期不良因素解除后，孕期焦虑、抑郁情绪就会迎刃而解。目前一些医院的产科还缺少这方面的科室设置，相信在不久的将来，随着对心理卫生的重视，这样的科室会很快出现。

什么是孕期敏感症？怎么治疗？

孕期敏感症是孕期常见病，发病多见于孕早期、中期。由孕妈妈不适应身体变化和角色变化引起。具体来说，既有自己不熟悉各种妊娠反应的，也可能是营养素缺乏产生的；心理层面上，从少女角色转变为母亲角色，需要一些适应时间。由于自己不能承担这些巨大的变化，往往将焦虑转嫁给最亲近的人，让人感觉小题大做，无理取闹。

大部分女性初次得知自己怀孕后，往往在惊喜之余，会伴随着矛盾、焦虑、恐惧、将信将疑等情绪。非常黏着老公和其他家里人，常常能敏感地感觉身体的细微变化，把小毛病放大成严重的症状，常常觉得家人对自己疏忽和怠慢，并且常会以哭闹等行为引起家人的注意，变得敏感脆弱焦虑，容易流泪，思想容易走极端。孕妈妈可能会对以前所喜欢的活动失去兴趣，开始喜欢独处和休息。部分孕妈妈情感可能变得敏感、易怒、悲观和喜怒无常。特别在孕早期，孕妈妈感到将做母亲的喜悦、幸福和自豪，这种有益的心理反应对胎宝宝有利，但一部分孕妈妈由于内分泌的变化，会产生紧张心理，尤其是有早孕反应的孕妈妈，由于恶心、呕吐、眩晕、食欲不振等产生种种烦恼：担心妊娠失败甚至厌恶妊娠、害怕胎儿畸形、担心流产及恐惧分娩的痛苦。这些紧张情绪都对胎宝宝发育不利。

治疗方法：①找些事情做来分散注意力。全部时间用来在家待产的孕妈妈更容易发生孕期敏感症，因为人的精力必须要寻找一个出口，没有别的事情可做，只有放大自己的症状来解闷了。建议孕妈妈既不要工作压力太大，也不要无所事事，把怀孕的时间充分利用起来，做一些以前想做又没有时间做的事情。②保持和外界的接触。有的孕妈妈为了保胎或是减少传染病菌的机会而几乎与世隔绝，很少出门去人多的场所，结果越来越闷得慌。孕妈妈应该每天出去散散步、买买菜、逛逛公园，也可以偶尔乘坐一下公共交通工具。③和老公谈谈。不要一味发无名火，可以把心情告诉莫名其妙的老公，让家人理解你，家人的宽容能让孕妈妈慢慢恢复平静。

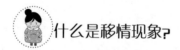 ## 什么是移情现象？

孕妈妈在孕早期会出现移情现象。移情指孕妈妈在孕期及产后的一段时间，将大部分情感由丈夫身上转移到宝宝身上。

当一个妈妈腹中有了一个新生命的时候，会不由自主地将情感的大部分倾注到新生命上。虽然此时她仍然依赖丈夫，甚至比以前更加依赖，但她只是希望从丈夫那里得到所需要的情感关怀。就是说其情感中心在胎宝宝那里，而不是在丈夫那里。移情现象在产后继续维持并有强化趋势，使丈夫产生被疏远、被忽视的感觉，久之会影响夫妻关系。

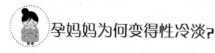 ## 孕妈妈为何变得性冷淡？

孕期妈妈有不同程度的性疏远。其实，从怀孕一开始，孕妈妈便应感到性兴奋增加。但令许多男人困惑的是，尽管孕妈妈在孕期性兴奋增加，但却

并不对性生活表现出积极态度。其实，孕妈妈害怕与丈夫过性生活是怕会伤害胎宝宝，努力克制自己的性兴奋。孕妈妈对性生活的畏缩可能源于曾经的流产史，或他人的流产经历，对流产的恐惧压倒了性欲要求时，孕妈妈会尽量避免实际的性生活。当孕期妈妈避免性生活的动机或"苦衷"不能被丈夫所理解时，便可能渐渐地弱化性欲望，从而使夫妻的性生活更加不协调。

还有的孕妈妈害怕自己的体形引不起丈夫的性兴奋。尽管孕妈妈为自己的体形变化感到骄傲，但却害怕别人尤其是丈夫不喜欢自己的体形。有些丈夫会无意中流露出对妻子体形的讥笑，这就更刺伤了孕妈妈的自尊心，使她们没有信心轻松自如地投入性生活。久而久之，她们便会压抑自己的性欲，对实际的性生活表现出疏远或淡漠的态度。

 ## 孕妈妈能否过性生活？

怀孕初期，受精卵刚刚着床，胎盘尚未完全形成，过度强烈的性生活会使子宫出血与收缩，容易造成流产。所以尽管女方体态没什么改变，不妨碍过性生活，但还是应该减少次数与强度。

怀孕后期，孕妈妈体态改变较大，要避免撞击膨大的腹部，孕妈妈外阴、阴道柔软充血容易受伤，动作应轻柔些。预产期前 1 个月，子宫对外界的刺激较为敏感，易导致早产、早破水和感染，应停止性生活。这些都需要夫妻双方考虑，特别是做丈夫的，心理上更要有所准备。

 ## 孕早期的职场女性如何减压？

不要对领导隐瞒怀孕的事实：隐瞒的做法会破坏你跟领导间的信任关系。建议怀孕 3 个月较稳定后，就要主动跟领导和同事说。

通过自媒体发布文章：处理不良情绪有个很好的方法，就是写作。因为绝大部分的焦虑来自于慌乱的想法，写作就能梳理和整理想法，抒发情绪，让焦虑感下降。发布微博或微信还可以达到社会支持的效果，孕妈妈得到了

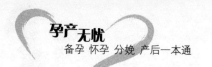
情绪支持，这对情绪有波动的孕妈妈来说有积极的意义。

每隔几小时为大脑舒压：建议上班的孕妈妈每隔2小时花几分钟时间做一次呼吸放松，可大幅降低孕妈妈体内压力。推荐1:4:2呼吸法，即1拍吸气，4拍吞气，2拍吐气，更好的做法是3:12:6。深呼吸时什么都不去想，可以把焦虑的状态调回正常。

 ## 疑虑和恐惧易导致不良妊娠结局吗?

心绪不佳可导致流产。流产的主要原因是孕妇焦虑、抑郁而使子宫收缩，影响胚胎营养，导致胚胎发育不良。习惯性流产的患者应该注意避免，越焦虑越容易引起流产，越流产越激发焦虑，情绪完全进入恶性循环。阻断这种恶性循环的方法，一是检查引起流产的病因加以治疗，二是同时进行心理治疗，即解除孕妈妈的思想顾虑。

孕妇的心理作用也是导致难产的重要原因之一。《竹林寺女科》早有记载："心有疑虑，则气结血滞而不顺，多致难产。"焦急、恐惧、食欲不振会造成子宫收缩乏力、子宫收缩不协调、宫口不开、产程延长和胎儿宫内窘迫等。

医学家曾就心理因素对产痛的影响做过研究，指出产痛程度与大脑皮层的状态有密切关系。消除和减轻产痛的重要方法是保持平和的心境，与医生合作并进行必要的助产练习，如深呼吸、腹部按摩等，或进行适宜的药物治疗。惊慌、失去理智或"乱折腾"都是大忌，家人及亲朋也不可胡乱参谋。《千金方》云："旁人极须稳审，皆不得予缓予急及忧恼，忧恼则难产。"

 ## 孕妈妈情绪紧张会导致胎宝宝血压升高吗? 会使孕妈妈的自身免疫力下降吗?

实验表明，孕妈妈在怀孕早期精神紧张，即便短短2天，也可能会引起胎宝宝血压升高，以及肾功能紊乱，并会影响以后的生活。孕妈妈在孕期应想尽一切办法避免精神紧张。

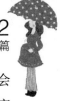

女性在怀孕及分娩前后，如果经常处于焦虑状态，那么自身免疫力就会相对较低。长期情绪紧张的孕妈妈，会使身体变得衰弱，身体衰弱的人很容易感染疾病。因为这种情绪会对免疫系统产生不良影响，引起大脑发生一系列反应。当下丘脑受到紧张情绪刺激后，脑垂体也随之受到刺激，促使肾上腺分泌的糖皮质激素增多，导致抗体减少，大大削弱孕妈妈对疾病的抵抗力。

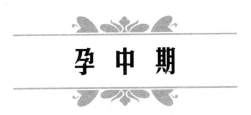

孕 中 期

孕早期的身体和心理适应期已经过去，孕妈妈心情也变得明朗起来。渐渐隆起的腹部，向所有人透露出怀孕的喜讯，祝福也纷纷而来。虽然宝宝长大了些，但孕妈妈的身体并不笨重，行动起来还相当方便。

 孕中期孕妈妈的身体有哪些变化?

到了妊娠的第 4 个月，子宫已超过盆腔而进入腹腔。到孕 20 周这个"中间站"，子宫底通常到达肚脐水平。大约是在孕 16～20 周，孕妈妈会第一次感觉到胎动，如果是初次孕育，感觉到胎动的时间可能会稍晚一些。

此阶段阴道组织继续变软，变得更有弹性。而且软骨也开始变软、变宽，骨盆各关节更加松弛，活动度增强。这些都为宝宝顺利通过做好了准备。在16 周以后，可能会发现乳房分泌出透明的黄色液体，这就是初乳。

孕妈妈脸上都有可能出现斑斑点点。这是因为体内的促黑色素细胞激素增多，导致皮肤黑色素沉淀。而且，当皮肤的结缔组织不断拉伸出现断裂时，就会出现妊娠纹。妊娠纹为红色或粉红色的线条，常出现在腹部、大腿或乳房等处。分娩之后，这些特征通常会慢慢消失。

在妊娠中期末，孕妈妈的血容量增加了40%～60%，使子宫压力增大，容易发生水肿。此时不能过久站立，以防体液潴留于手脚部。

 ## 孕中期孕妈妈的心理变化是什么?

进入孕中期，孕妈妈的情绪相对稳定。体内小生命的活动，让孕妈妈时时流露将为人母的幸福和喜悦，也适应了妊娠生活，正为胎宝宝的活动兴奋不已。随着妊娠的进展和体形的变化，孕妈妈可能会感到更脆弱，需要家人更多的关心。其实，准爸爸多分享一下孕妈妈对妊娠的兴趣，说不定会让你在工作和娱乐中感受到更多的创造性乐趣。

这一阶段，孕妈妈的梦可能变得非常真实，但有时也可能被噩梦惊醒，梦中的体验也可以帮助孕妈妈消除对分娩的恐惧，为孕妈妈做好充分的心理准备。

 ## 孕中期孕妈妈有什么可喜变化?

随着早孕反应逐渐减轻和消失，孕妈妈的身体随之好转，胃口大增，情绪进入平稳阶段。食欲和睡眠恢复正常，特别是出现了胎动，对孕妈妈来说是一种莫大的安慰。在这一阶段，通过生活、工作和休息的适当调整，保证良好的心理状态非常重要。这段时期身体外形虽然发生了很大的变化，体重有所增加，腹部渐渐隆起，可以感觉到胎动，但由于已经怀孕了一段时间，孕妇对妊娠导致的生理、心理变化逐渐适应，情绪趋于稳定。但感知觉、智力水平、反应能力可能会略有下降，而抵御各种不良刺激的能力却会增强。

 ## 孕妈妈如何保护胎儿的心理健康?

胎儿心理功能形成主要表现在感觉（视觉、听觉、触觉、嗅觉、味觉

等）、思维和记忆等几个方面。

胎儿时时刻刻都可能因受内外压力侵袭而面临早产、流产、受伤，身心发育受阻等危险，所以孕妈妈必须做好以下几点以保障胎儿的心理健康。

建议孕妈妈注意营养，勿过多和不足；保持生理健康，切勿让毒素侵入体内危及胎儿；尽量避免使用放射线治疗；接受药物治疗时，必须听从医生的指示；适量运动，不宜过多及劳累；禁吸烟、酗酒和刺激性食物；最佳怀孕年龄受孕；孕妇家人应该设法保持孕妈妈稳定的情绪，以维持内分泌的平衡。

 孕中期可能发生哪些危险？

受孕到 5 个月时，自然流产不易发生，人为因素的流产危险较大，此期胎儿不易受不良影响，但是仍有早产的风险，原因包括：多胎，全部胎儿总重量超过子宫壁的弹性上限，迫使胎儿提早出生；母亲长期受情绪困扰（未婚先孕、拒绝怀孕、夫妻不和睦、经济拮据等），影响腺体分泌，提早引发子宫收缩；母亲抽烟频率与早产率成正比（例如，每天抽 1.5 支的孕妇有 7.06% 的早产），也是情绪困扰的间接表现；母亲剧烈运动；母亲嗜酒等。

备孕须知

孕中期孕妈妈有哪些认识误区？

认为自己在这个时期很稳定，一般不会出什么问题，可以松一口气了。

认为自己的身体状态很稳定，不一定非去医院检查了。

为了确保自己和胎宝宝的健康平安，认为自己最好少活动，就连家务活都不敢插手了。

 孕中期孕妈妈的情绪状态对胎儿有哪些影响？

孕妈妈的情绪刺激能引起体内自主神经系统的活动频繁，释放出乙酰胆碱，引起内分泌的变化，分泌出不同种类不同数量的激素，这些物质通过血液经胎盘和脐带进入胎宝宝体内，影响宝宝身心健康。另外，神经高度紧张使孕妈妈大脑皮层的兴奋性增强，致使大脑皮层失去与内脏的平衡，也会影响胎宝宝的正常发育。

大多数孕妈妈对怀孕感到快乐，但是难免有让人不愉快的情况发生。当孕妈妈的某种情绪被激怒时，其腺体会分泌一种作用非常大的激素——肾上腺素，这种激素可以通过孕妈妈的胎盘屏障，进入胎宝宝的血管，提高了胎宝宝的动作活动水平。

短暂的压力性事件，如跌倒、恐怖经历或吵嘴一般对孕妈妈和胎宝宝没有什么大的危害，但是长期严重的情感压力可能阻碍胎儿生长发育，导致早产、低体重和其他并发症。压力过大的孕妈妈所生的婴儿可能过度活跃、易怒，饮食、睡眠和排泄习惯没有规律。

 ## 孕中期应避免哪些心理？

进入妊娠中期，孕妈妈体内已经形成了适应胎宝宝生长的平衡，孕吐等不适反应也逐渐消失，孕妈妈的情绪也变得相对稳定。心理保健的重点应在于通过生活、工作和休息的适当调整，保证良好的心理状态。

避免心理上过于放松：身体状况的稳定，可能会导致精神上的松懈，很可能会导致不良后果。由于怀孕加大了内脏的负担，可能加重原有的心脏、肾脏、肝脏的病情；孕中期也可能会出现各种疾病，如妊娠高血压综合征和贫血等。

避免对分娩的过分恐惧：虽然孕中期距分娩时间尚有一段距离，但毕竟使孕妈妈感受到一种压力，再听信了分娩如何痛苦的传言，有些孕妈妈开始感到惶恐不安。但过分恐惧并不是好办法，孕妈妈应学习一些分娩的知识，对分娩是怀孕的必然结局有所了解。另外，如果孕妈妈和家人一起为未出世的孩子准备一些必需品，也许能使孕妈妈心情好转。这样做往往可以使孕妇从对分娩的恐惧变为急切的盼望。

　　避免过分依赖：孕中期孕妈妈适当做一些工作，并参加一些和缓的运动没有危害。但有些孕妈妈因肚子渐大而不愿活动，每天不做任何事情，凡事都由家人包办，这样做易引起心理上的郁闷、压抑、孤独，对胎宝宝不利。适当的活动可以增强孕妈妈肌肉力量，对分娩有一定帮助。所以，孕妈妈可以从事一般的家务劳动，如果没有异常情况出现，应该坚持正常上班，这样对于改善孕期心理状态也有益处。

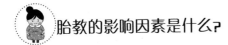

胎教有何意义？

　　胎教是指控制母体内外环境，去除不良刺激对胚胎或胎宝宝的影响，提供有利条件，通过人为的活动，与胎宝宝沟通信息，对胎宝宝进行培养教育，使其身心得到健康和谐的发展。

　　胎教是注意遗传、环境、母体三方面因素对胎宝宝生理和心理发展的影响，实质是在产前对胎宝宝的大脑、神经系统及各个生理系统的发育进行积极的环境干预，目的是促使胎宝宝的正常发育。

胎教的影响因素是什么？

　　孕妈妈自身条件的影响：母亲怀孕最佳年龄为 23～29 岁，母亲的年龄与胎儿死亡率之间具有明显的关系。年龄太小的母亲更可能早产和生出低体重儿；母亲年龄大于 35 岁，胎儿染色体异常的概率增大，导致自发性流产的概率升高，即使在孕期和婴儿出生过程中受到很好的照顾，大龄妈妈出现并发症的危险也比较大。

　　母亲营养不良的影响：孕期前 3 个月，孕妈妈体重增加 900～2300 克，整个孕期增重 11～16 公斤。研究表明营养不良的妈妈所生的婴儿在儿童期会表现出一些认知缺陷，会出现对事物缺乏兴趣，被唤醒时易激怒，这些特质导致婴儿与父母的关系疏远，婴儿的社会性和智力发展受到影响。

母亲疾病的影响：许多疾病能够通过胎盘，对胎宝宝产生的伤害远远大于对母亲本人的危害，因为未出生的胎儿的免疫系统还不能产生足够的抗体来有效抵抗各种感染。比如：风疹病毒可致畸，导致盲、聋、心脏异常，以及智力落后等；弓形虫感染会对胎儿的眼睛和大脑产生严重的伤害；梅毒螺旋体会引起流产或胎儿先天性梅毒导致眼、耳、心脏或大脑缺陷；生殖道疱疹可通过胎盘感染胎儿，导致感染的新生儿死亡，部分新生儿失明、大脑损伤或患其他神经系统疾病；艾滋病病毒攻击人类免疫系统，病毒会传给后代。

母亲服用药物的伤害：成瘾性药物或毒品会使胎儿上瘾，出生后出现呕吐、脱水、痉挛、极度易怒、吸吮困难、高声啼哭等退缩症状，不安、发抖、睡眠失调等症状持续3~4个月。可卡因等可引起母亲和胎儿血管收缩，血压升高，阻碍氧气和养料流过胎盘，胎宝宝经常发生流产和早产。

胎教与孕期心理的关系是什么？

孕中期孕妈妈的情绪和胎宝宝的成长有着很大的关系，中医学对胎教有这样的解释："宁静即胎教""怀孕妇女性宜宽厚，神全气和，不惟安胎，生子必温厚，古所谓胎教也"。由此可见，孕妈妈始终保持愉悦的心情，将有助于胎宝宝的生长发育。

到了孕中期（3~7个月），孕妈妈对生理及心理变化产生了适应能力，情绪渐趋稳定，妊娠初期的种种不适症状减轻或消失了，食欲和睡眠也恢复正常，尤其是胎动的出现对孕妈妈来说是一种极大的安慰。在孕晚期（最后3个月），由于胎宝宝生长发育加快，孕妈妈会感到十分疲劳，行动不便，会为分娩和胎宝宝的健康担忧，这些对胎教是不利的。

通过胎儿镜和B超等观察手段发现，怀孕5个月的时候，胎宝宝的听觉系统基本发育完善，到了六七个月，胎宝宝能较细致地辨别妈妈的情感了。孕妈妈的心情愉快，胎宝宝在子宫内接受的就是动听的音乐，孕妈妈发怒、生气，胎宝宝接受的就是"噪音"。

孕妈妈的精神和情绪可以通过神经、体液的变化，直接影响胎宝宝的血液供养、胎宝宝的呼吸、胎动等方面的变化。宁静祥和的情绪有助于孕妈妈分泌健康激素和酶，起到调节血液量和兴奋神经细胞的作用，可以改善胎盘的供血状况，增强血液中有益成分，使胎宝宝向着理想的方向发育成长，而孕妈妈情绪过度紧张、悲痛、忧虑，大脑皮层的高级神经活动和内分泌代谢功能就会发生改变，造成胎儿发育缺陷。

孕妈妈酗酒对胎宝宝会造成哪些伤害？

孕妈妈酗酒很容易产下酒精综合征（FAS）的婴儿。这种婴儿最显著的特征就是生理缺陷，例如小头畸形、心脏畸形，以及肢体、关节、面部畸形，婴儿表现过度兴奋、多动、富有攻击性、身体颤抖等，体重轻，生理发育晚于同龄的正常同伴，多数FAS个体智力水平低于平均水平，在青少年和成年早期会有较多的适应问题。任何数量的酒精都不是绝对安全的。

孕妈妈吸烟对胎宝宝有何影响？

吸烟会增加自发性流产或正常婴儿出生后不久死亡的危险，也是胎儿发育缓慢和低体重的主要原因。吸烟时的尼古丁和二氧化碳不仅被输送到母亲的血管中，还会被输送到胎儿的血管中，损伤胎盘的功能，影响氧气和养料的输送。孕妈妈每天吸烟越多，发生自发性流产和低体重儿的危险就越大。准爸爸吸烟的新生儿体形可能小于正常水平，因为孕妈妈会被动吸烟。

孕妈妈要注意哪些环境危害？

辐射的危害：不要进行X线检查，尤其是子宫和腹部要避免射线的照射。
化学物质和污染：日常生活中难免接触各种潜在的有毒物质，包括有机染料和颜料、食品添加剂、人工合成的甜味剂、杀虫剂和装饰产品，其中一

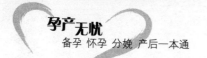

些被确定对动物具有致畸作用，但更多可能有危险的化学添加剂的作用有待确定。我们所呼吸的空气和饮用水也存在污染，污染物质通过工业程序被排放到空气和水中，也可能存在于家用的油漆和水管中，这些重金属对成人和儿童的生理和心理健康具有伤害作用，并对发育中的胚胎和胎儿具有致畸影响（导致生理畸形和智力落后）。父亲暴露于含有有毒物质的环境中也有可能影响胎儿的发育，长期暴露于辐射、麻醉气体和其他有毒物质之中可能损伤父亲的染色体，增加胎儿早产或出现各种基因缺陷的可能性。

孕妈妈焦虑易使孩子在日后成长中出现什么问题？

英国精神病学家研究发现，孕妈妈过度焦虑不只是增加胎儿期的风险，还易使他们在日后成长中发生情绪和行为方面的问题。

在对怀孕18～32周的孕妈妈进行的研究中发现，沮丧和焦虑程度高的孕妈妈生下的孩子在4岁左右就会出现不同程度的行为和情绪问题，如过度活跃、无法集中精力等，发生率是正常人的2～3倍。专家认为，焦虑和沮丧情绪使孕妇内分泌系统发生了异常。由此，对胎儿大脑发育造成不良影响，增加了孩子在未来发育过程中的异常概率。

孕妈妈焦虑会导致孩子患多动症吗？

孕妈妈如果长时间处在精神紧张或压力下，很可能使孩子在日后的生活中出现行为方面的问题。有研究发现，孕妈妈在怀孕的第12～22周出现焦虑症状，所生的孩子可能出现焦虑并容易出现注意力不足、多动障碍（ADHD）等。

ADHD就是儿童多动症，是一种常见的儿童行为障碍综合征。其症状以注意力涣散、活动过多、冲动任性、自控能力差为特征，并有不同程度的学习困难，但患儿智力一般都正常或接近正常。多动症儿童的症状很容易与正常儿童的举动相混淆，分界线不是很明显，他们之间很难找出根本的区别。有的小孩出生后就表现得兴奋不安、哭闹不宁、注意力转移活跃；有的到一定年龄段发展得更加严重；有的到一定年龄有所好转，到成人期某些症状可能会消失。多动症到青少年和成人后仍会有人格障碍、反社会行为、冲动任性、人际关系不良等表现。

当然，精神紧张持续一段时间并积累到一定程度才会对宝宝造成损伤。如果焦虑只持续了一分钟，孕妈妈们大可不必担心会影响到宝宝。并不是每一次小的压力或焦虑感都会立刻影响到胎宝宝。

 孕中期如何缓解孕妈妈的紧张和压力？

腾出时间休息，对胎宝宝来说是至关重要的。不必为自己的无所事事而感到愧疚。如果坚持上班，那么午休的时候，找个适当的地方，把脚抬高使自己放松片刻。晚上回家以后，尽量少做家务。衣服可以攒到周末再洗，暂时把家务丢给家人去做。当然，如果已经有一个孩子，就更难有时间休息了，但不妨让家人陪着大孩子玩，自己好好休息。

多与人沟通，把担心说出来，几乎所有孕妈妈在宝宝出生前都会产生这样那样的忧虑。和你的家人或有孩子的好友聊聊，让他们开解你。上产前培训班，那些与你预产期差不多的孕妈妈们肯定都会很乐意分担你的忧虑。医生和产前培训老师也会帮助你放松心情。参加孕妇学校，一边学习孕期和分娩知识，一边结识更多孕妈妈。也可以去社区，跟其他孕妈妈交流，对缓解你的忧虑会有帮助。

减少上下班赶路，怀着小宝宝每天和上班族赶路，正是导致很多孕妈妈紧张、焦虑的主要原因之一。越到怀孕后期，情况就可能越糟糕。试试跟上司谈一谈，能否避开高峰时段上下班，早点上班，早点下班，或者干脆一周在家工作一二天。乘车途中要尽量坐着，在火车、地铁或公交车上晃来晃去，对孕妈妈来说很不安全。

科学饮食，充分休息，适当锻炼，不要喝酒、吸烟或吸毒。多吃一些有助于平静心情的食物，来抑制导致压力的激素。比如：全麦面包、糙米、燕麦片等富含维生素 B 的食物，有助于提高体内抗压力激素的水平。

善待自己，大笑是放松身体、排除紧张的最好方式之一。去电影院看一场搞笑片，或者干脆在家里与亲朋好友聚会，或者周末时约家人一起找个清净的去处，尽情享受一下美好时光。要多听音乐，轻快、舒畅的音乐不仅能给人美的熏陶和享受，而且还能使人的精神得到有效放松。

孕妈妈可以坚持练习瑜伽和按摩，有助于缓解孕中期的压力。如果能定期进行有益身心的活动，身体内还会释放出内啡肽和复合胺，提高身体应对压力的能力。

 老是在怀疑自己和胎儿有问题，常常失眠并且多梦，怎么办?

这些症状的产生，主要是因为孕妈妈压力过大，还有少部分孕妈妈出现较严重的产前抑郁症，如：情绪低落、食欲不振、极度缺乏安全感。

当孕妈妈心理不适时，体内的胎宝宝也会受到影响，因为母子紧密相连，宝宝的个性更会受到妈妈心情的牵引。因此，当孕妈妈压力过大和情绪不稳定时，家人的支持就显得格外重要。只要家人多付出一些关心和帮助，就可使孕妈妈心情好转。另外，准爸爸可以陪同孕妈妈一起去咨询精神科医生，让孕妈妈的心情开朗起来，这样胎宝宝也不至于受到太大的影响。

 孕中期 B 超排畸，有的医院用三维彩超，为什么?

三维彩超属于彩超的一种，是立体动态显示。通过血流频谱观察，做出黑白 B 超难下的诊断。三维彩超表面成像不仅可观察到胎宝宝成长的过程，还可以检查胎盘、羊水及脐带的变化，可清晰显示胎宝宝各部位脏器，了解胎宝宝的生长发育情况，观察胎宝宝头、肢体及各脏器大体结构是否有畸形。

该期胎宝宝面部丰满、五官清晰、羊水量增多。

三维彩超可给胎宝宝拍摄精美的照片,记录下表情变化并刻录光盘作为资料保存,留做永久的纪念。

 三维彩超与四维彩超的区别是什么?

通俗地说,三维彩超是图片,四维彩超是录像,可以让孕妈妈看到胎宝宝一连串的动作。由于四维彩超是动态的,三维彩超是静态的,所以四维看起来会更清楚,三维彩超只能是某个时间点上的照片,四维彩超的就可以做成 DV 那样连续的,可以刻录光盘。

三维彩超、四维彩超的图像都是后期生成的,并不是说观察到的图像就是三维、四维的,而是仍然用普通彩超观察,然后通过仪器中的转换软件将观察到的平面图像转成三维、四维的立体图像,最大的意义在于能看见宝宝在肚子里的模样。

虽然说四维彩超检查能让准爸妈提前和胎宝宝见个面,但四维彩超对产前筛查的意义并没有比二维和三维更超前。

 做四维彩超检查前有哪些注意事项?

做四维彩超检查不用空腹,可以稍微憋点尿。如果孕妈妈眼睛近视的话,建议带上近视眼镜过来,这样可以看得清楚一些。如果孕妈妈血糖没有偏高的话,可以准备一块巧克力,检查时若宝宝不配合的话,吃点巧克力也有帮助。

 孕中期 B 超排畸可以检测出哪些疾病?

病毒性感染:如果孕妈妈在怀孕 2 个月之前,多次感冒或染有其他病毒引起的疾病，就会很容易导致胎儿发育上的缺陷。

药物性致畸：如果孕妈妈在怀孕期间没有按照医嘱随便使用药物，就有可能造成胎儿四肢短小，还有些药物会影响胎儿骨骼、牙齿的发育。假如孕妈妈在孕早期曾接受放射线照射，亦有产生胎儿畸形的可能。

基因性致畸：这是高龄孕妈妈们需要面对的一个问题，假如夫妻双方生育年龄较大，由于生殖细胞老化，极有可能导致孕育的胎儿为无脑儿、脑积水胎儿。另外，近亲结合，家庭中有多囊肝、多囊肾等遗传病者，往往也会造成胎儿的缺陷。

 孕中期 B 超排畸可以查出胎宝宝的所有问题吗？

B 超不是万能的，有 8 种疾病是检查不出来的。

先天心脏病：胎儿心脏中的心房中隔及动静脉导管都是开着的，只有在出生后它们才会逐渐关闭。所以出生之后才能诊断出心脏病。

先天代谢异常：很多消化异常的疾病，比如常见的黏多醣症，这种病症需要等到宝宝出生进食之后，才会逐渐发病。还有一些致死性的消化代谢异常的疾病，没办法在产前辨识，除非是孕妈妈有这种疾病的病史。

水脑水肾：出现水脑水肾是在孕晚期，这是无法通过 B 超检测出来的。

全盲：胎儿在妈妈肚子里没有光线的直接照射和刺激，不会睁开眼睛，因此在产前没办法确诊先天全盲或者小眼症。

听力障碍：胎儿听力的发育是在女性怀孕半年左右的时候，但是目前没有办法在出生前确定胎儿有先天性听力障碍。

肠胃道阻塞：在怀孕 24 周以前，胎儿极少出现胃肠道阻塞病变的情况，这是因为在怀孕初期，胎儿很少会大口吞进羊水。

肢（指、趾）端异常：因为胎儿长期处于握拳的状态，所以像手脚内外翻、多指、并指、指节缺失等问题，是没办法通过 B 超观察到的。

侏儒症：在女性怀孕早期是无法查出来的，这是因为在胎儿 6～7 个月大

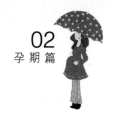
的时候，他们的骨头就会逐渐地停止发育。

孕中期产检时有什么细节要注意?

在第一次检查时了解家人的健康情况：详细了解自己的直系亲属及丈夫家族成员的健康情况。如果条件允许的话，最好让丈夫和自己一起去做检查，详细向医生说明之前的健康情况，以及有无遗传病家族史等。

静坐半小时后再测量血压：妊娠期高血压的表现之一即血压升高。但是正确测量血压的方法就是在活动后静坐半小时后测量血压，会有助于客观地反映血压的真实情况，以便及早发现并治疗轻度的妊娠期高血压。

尽可能在同等重量的衣着下测量体重：孕妈妈在怀孕期间体重会增加，体重增加主要来自 3 个方面，其中最重要的部分是胎儿，胎儿的发育会影响体重；其次是来自支持胎儿生长的结构，如血容量、羊水、胎盘、子宫、乳房组织等的增加；体内储备的脂肪组织也会影响体重。妊娠体重增加太多或太少都是不正常的，前者有可能出现妊娠并发症或难产的情况，后者会造成孕妈妈营养不良，使胎儿发育迟缓，甚至会发生早产。

测宫高前要排空小便：每次检查时医生必须要做的项目就是测量子宫高度和腹围。所谓的测宫高，就是在孕妈妈排空小便后，平卧位，测量耻骨联合上缘中点到子宫底部最高点的距离，这能够有效地反映子宫纵径长度，以厘米为单位；腹围是经肚脐绕腹一周的长度，它所反映的是子宫的横径和前后径的大小。所以，宫高和腹围可间接反映子宫大小。因膀胱在子宫的前面，充盈的膀胱会抬高子宫高度，影响测量的准确性。

化验尿液应留取中段尿化验：尿检查的主要内容就是尿液中有无蛋白、红细胞和白细胞，尿中蛋白的出现提示有异常情况的发生。女性的尿道口和阴道口比较近，很容易使尿液被白带污染，不能真实地反映尿液的情况，所以必须留中段尿。留尿时，先解掉前半段的尿液，留取中间一段的清洁尿去化验，可以得出比较真实的化验结果。

孕中期超声发现胎儿过小，医生让加强营养后复查仍然小，怎么办呢？

胎宝宝小有很多原因，一方面停经月份是否与胎宝宝大小符合，需要不需要重新推算预产期（根据第一次超声检查结果）；第二方面是营养，是营养不良还是为了保持身材进食不足；还有其他方面的因素，比如，胎盘和脐带原因导致胎宝宝的发育延迟。需要在专科医生门诊就诊。

听到胎宝宝小的消息，孕妈妈和家人如临大敌，觉得胎宝宝有问题了，有可能像医生所说的那样胎宝宝宫内发育迟缓，宝宝可能有畸形或不聪明。于是，反复就诊就开始了，或频繁到不同的医院就诊，希望能听到相反的结论。

这时建议听医生的是比较好的选择，要坦然面对，放松心态，要知道医生是将多种可能性的分析意见告诉孕妈妈和家人，情况并不一定就是不好，要积极接受治疗。因为此时就是再纠结也无济于事，解决不了什么问题，有的宝宝经过治疗很快体重追上来了，也有的胎宝宝出现一些问题，继续接受治疗。当然孕妈妈也有选择转院去更高一级医院咨询的权利。

 孕中期超声发现胎宝宝心脏有强光点，万一生下个先天性心脏病的宝宝怎么办？

这样的概率非常小。目前医生没有证据说宝宝的心脏有问题。目前，医学发展还不能洞悉一切，需要共同承担可能存在的风险，尽管这样的风险也许非常非常小。如果超声显示仅是强光点，也可能胎宝宝没有问题，为了一个概率极低的问题而大伤脑筋，让坏情绪滋生而持续，实在是得不偿失。

 孕中期胎动及其影响因素是什么？

胎动指受孕第二三个月时，胎宝宝在子宫内自发性转动或受外来刺激引发部分身体的反应。胎动的个体差异很大，有些动得多，有些动得少，有些做旋转或蠕动，有些虽胎位不变，但是频繁地踢腿或推手。胎动的频繁与日俱增，直到 9 个月可能受子宫与羊膜腔容积的限制，胎动次数增加不多。影响胎动次数的因素有：母体的运动，胎动次数在母体运动后 5 分钟内最少，30 分钟后又增加，可能因母体血液含氧量增加所致；母体疲劳时，胎动增加；孕妈妈恐惧或愤怒时，胎动猛烈次数增加。

 常听老人说妊娠中毒症，什么是妊娠中毒症？妊娠高血压综合征患者的特点是什么？

这种说法不准确，现在不这么称谓，正确说法叫妊娠高血压综合征，孕妈妈紧张情绪会引起血管痉挛，并使血压升高，焦躁和恐惧也会使血压升高，导致妊娠高血压发生。

有些学者发现在非洲、一些太平洋岛国生活的孕妈妈发生妊娠中毒症的概率比较低，他们认为妊娠是女性的一种荣耀，孕妈妈因此心情愉快、无忧无虑。

妊娠高血压综合征包括妊娠高血压、子痫前期、子痫、慢高合并妊娠、慢高合并子痫前期五类，特点是血压升高合并蛋白尿。对子痫前期和子痫的孕妈妈进一步追问，发现其中很多孕妈妈在性发展的各个时期，如月经、性行为、对妊娠的态度等都有一定的困难。她们不善交际，缺乏独立性格，有点神经质。

 孕 22 周超声检查提示胎盘位置低，怎么办？

胎盘位置低可能是受精卵着床时位置在距离宫颈比较近的地方。现在妊娠才 22 周，还不到诊断胎盘前置的时期，所以孕妈妈及家人不用着急，等到 28 周后复查超声再看胎盘的位置才可以诊断。有的孕妈妈的胎盘在 28 周后就

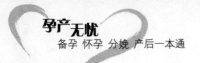

长上去了。胎盘位置低不一定跟之前做人流有关。

孕 22 周超声检查提示胎儿室间隔膜部小缺损，这样的胎儿还能要吗？

不用着急和担心，等胎宝宝再大点，26 周后再复查胎宝宝的心脏，看还存在否，如果存在膜部小缺损，等胎宝宝生下来再复查，有可能并不影响孩子以后的生活，也不需要心脏手术。过分忧虑只会加重孕妈妈的精神负担，影响胎宝宝的发育，适得其反。

孕 22 周超声检查提示胎儿心脏有一部分看不清楚，是不是胎儿先天性心脏畸形？

超声检查如果胎宝宝的心脏看不清楚，应该再复查，可能跟胎宝宝待的位置有关系，等胎宝宝活动后位置合适了再复查，不一定是胎儿先天性心脏病。

孕中期检查发现妊娠糖尿病，我没有糖尿病家族史，怎么回事？

妊娠期糖尿病检查在妊娠 24～28 周进行，很多三级以上医院直接进行 75g 糖耐量检测。方法是先抽空腹血糖，再喝 75g 糖粉 + 300ml 水，5 分钟内喝完，分别隔 1 小时、2 小时抽血。

结果是空腹 5.1 以内，1 小时 10 以内，2 小时 8.5 以内正常。超过 1 项均诊断为妊娠糖尿病。没有家族史不等于就不会得妊娠糖尿病，妊娠糖尿病与饮食、运动均有关系。

有人说做糖尿病检查时可以把75克糖喝一部分，剩下的倒了，这样结果就正常了，可以吗？

孕妈妈不能糊弄自己和糊弄胎宝宝，现在的结果作假了，你以为在以后的产检中医生发现不了，错了，医生定时会复查尿常规，如果在尿中发现尿糖，会再次复查糖耐量，花钱不说，关键还要再抽血，比较麻烦。如果孕妈妈愿意这样，医生也不会有意见，但是可能会耽误发现胎宝宝异常的时间，不能及时处理。

 妊娠糖尿病在控制饮食的同时，一天需要多大活动量？

饮食和运动是结合在一起的，不是就少吃不运动，还需要结合餐后适量的运动一起来控制血糖。运动一定要适量，运动量大了，孕妈妈会体力不支，容易影响胎宝宝的发育。运动量太少，达不到降糖的目的。

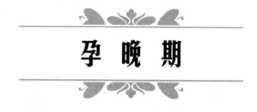

孕 晚 期

 孕晚期孕妈妈身体有哪些变化？

进入孕晚期第8个月，子宫底已达到胸骨水平。孕妈妈循环和代谢加快，心脏的血液搏出量增加。由于静脉的扩张和子宫压力的增大，孕妈妈可能会出现静脉曲张和痔疮。胎宝宝从下面冲击孕妈妈的膈肌，使孕妈妈心脏移位，出现呼吸短促。同时由于子宫已占去了其他器官的位置，因此孕妈妈开始出现胃灼热、便秘、背部疼痛、尿急等不适。

到孕晚期第9个月，子宫底达到最高状态，几乎与孕妈妈心脏快要接近了，使得孕妈妈的胃、肺、心脏进一步受到压迫。此时无论走路还是躺着，都会感到极不方便，开始出现睡眠障碍。

在分娩前1~6周，腹部会出现松弛感，这意味着胎头下降到骨盆，可能进入了骨盆入口。如果孕妈妈隆起的腹部仍"居高不下"，应注意是否为臀位。此时呼吸又变得容易了，但由于膀胱负荷的加重，尿频、便秘变得严重。宫颈变得更软，并开始变薄，宫口略微打开，以准备分娩。随着分娩的临近，阴道内会有更多的黏液，让胎宝宝的通道变得润滑。如果孕妈妈有时感到腹部有几秒钟的绷紧，不用担心，这是先兆假性宫缩。

 ## 孕晚期孕妈妈为什么容易情绪焦虑？

调查显示，有98%的孕妈妈在妊娠晚期会产生焦虑心理，有些人善于调节自己的情绪，会使焦虑心理减轻，有些人不善于调节，心理焦虑越来越重，造成这种心理问题有多种原因。

城市女性大多是初产妇，缺乏对生产的直接体验。从电视、报刊等媒体上又耳闻目睹了许多他人生产的痛苦经历，考虑到自己也将经历此过程，心中不免焦虑。

怕孩子畸形。虽然做过多次检查，但检查毕竟是通过仪器和各种化验，有些胎儿存在的健康问题查不出，孕妈妈对此焦虑，怕生个不健康的宝宝。

对胎宝宝性别的忧虑。城市人对生男生女大多能正确看待，但在人的潜意识里仍有某种对胎宝宝性别的好恶，或家人对生男生女十分在意。

患有妊娠并发症的孕妈妈，比如妊娠高血压综合征、妊娠糖尿病、妊娠合并心脏病等的孕妈妈，由于自身健康存在问题，同时也怕殃及胎宝宝，因此也易焦虑。

孕晚期各种不适症状加重。如出现皮肤瘙痒、腹壁皮肤紧绷、水肿等不适，使心中烦躁，易焦虑。

行动不便，整日在家，注意力集中到消极因素上，会加重孕妈妈的焦虑。

担心孩子出生后，自己的职业受到影响或家庭经济压力加大而产生焦虑。

孕晚期焦虑会对孕妈妈及胎宝宝造成什么直接影响?

孕晚期孕妈妈焦虑会对胎宝宝造成的影响包括：胎动活跃；胎宝宝宫内缺氧；胎宝宝宫内发育迟缓；新生儿出生后体重低；新生儿易惊吓，爱哭闹等问题。

孕妈妈情绪的波动可通过内分泌系统的变化影响胎宝宝。尽管孕期轻度、短暂的情绪改变并不会对胎宝宝产生什么危害，然而，严重的刺激或其他原因引起的神经过度紧张，可使大脑和下丘脑受影响，引起去甲肾上腺素分泌增多。它一方面使孕妈妈血管收缩性增强，导致胎盘供血不足，引起胎宝宝宫内缺血、缺氧等；另一方面，还可能促进子宫平滑肌收缩，使胎宝宝血液循环进一步受阻，甚至引起早产。孕妈妈若长期处于紧张不安的状态，胎宝宝因胎动增多，体力消耗增加，出生后的体重会较一般新生儿轻，其消化系统异常（如喂养困难等）的发生率也相对增加。研究还发现，妊娠期持消极情绪的妇女，其胎宝宝出生后性格异常的发生率增高。

调查显示，产前严重焦虑的孕妈妈剖宫产及阴道助产比正常孕妈妈高1倍。严重焦虑的孕妈妈常伴有严重的妊娠呕吐，可导致早产。孕妈妈的心理状态会直接影响到分娩过程和胎宝宝状况，比如易造成产程延长、新生儿窒息，产后易发生围产期并发症等。焦虑还会使孕妈妈肾上腺素分泌增加，导致代谢性酸中毒，引起胎宝宝宫内缺氧。焦虑还可引起自主神经紊乱，导致产时宫缩无力造成难产。由于焦虑，得不到充分的休息和营养，生产时会造成滞产等情况发生。

孕晚期如何缓解孕妈妈的心理压力?

积极参加孕妇学校：学习分娩和产褥期保健知识，保持良好的心理状态

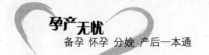
十分重要，一定要排除自己焦虑和恐惧的情绪。准爸爸要和孕妈妈一起积极参与照顾婴儿的培训课程，陪同准备分娩的妈妈一起学习，让夫妻双方一起了解新生儿的特点、护理方法、容易出现的问题及应对措施。

做好分娩准备：包括健康检查、心理上和物质上的准备。一切准备的目的都是希望母婴平安，所以，准备的过程也是对孕妇的安慰。如果孕妇了解到家人及医生为自己做了大量的工作，并且对意外情况也有所考虑，心中就应该有底了。准爸爸应留在家中，使妻子心中有所依托。

树立生男生女都一样的观念：不仅是准妈妈本人要有正确的认识，而且家庭所有成员，特别是老一辈人要从"重男轻女"的思想桎梏中解脱出来，给予子女更多的鼓励和关心，解除孕妇的后顾之忧。

保持乐观稳定的情绪状态：在怀孕过程中，孕妇要尽量放松自己的心态，及时调整和转移不良情绪，如夫妻经常谈心，给胎儿唱唱歌，共同欣赏音乐，必要时还可找心理医生咨询，进行心理治疗。

多和家人沟通，共同分担怀孕过程的苦与乐。家人应给予孕妈妈充分的理解和宽容，尽量避免可能引起孕妈妈不良情绪的言语和做法。当孕妈妈感到内心焦虑紧张时，家人要"洗耳恭听"她的喋喋不休的宣泄，不要显出不耐烦的样子，可使孕妈妈的情绪得到抚慰和安定。

不要对胎宝宝过度担忧：妊娠是一种生理现象，在当今的医疗条件下，绝大多数人都可以平安度过妊娠分娩期。孕妈妈需定期进行产前检查，留意平时的胎动情况，出现异常应及时去医院就诊。无中生有地担心这担心那，没有必要，也对胎宝宝不利。孩子是父母生活的重要组成部分，但并不是生活的全部，在迎接新生命到来之际，孕妈妈也不要迷失了自我，多做些自己感兴趣的事，有利于平安度过妊娠期。

了解体育活动对调节心理状态的积极意义：适当参加体育锻炼和户外活动，放松身心。可根据自身实际情况，选择适宜的运动，尽可能多做些户外活动，这样有利于血液循环和内分泌的调节，还可放松紧张与焦虑的心态，最终有利于胎宝宝的正常生长发育。

转移注意力：根据兴趣做一些转移注意力的事，如编织一件小毛衣，布置一下居室，和丈夫一起去钓鱼，听优美的轻音乐，漫步于环境优美的大自然中，看夺目的彩霞、如洗的晴空、郁郁葱葱的树木，以及五彩绚丽的花朵。

进行语言暗示：对分娩充满恐惧和紧张的孕妈妈，可对自己进行心理暗示。说"我就要见到宝宝了"或"我的骨盆较宽，生宝宝没问题"或"我很健康，生宝宝时肯定有力"或"分娩疼痛是幸福的开端"等。

经常去散步：最适宜的运动莫过于散步。散步有利于血液循环和神经调节，可安定孕妈妈的神经系统，放松紧张与焦虑的心态，振奋精神。

如果孕妈妈一切正常，不宜提早入院：应在家中安心等待分娩到来。进医院分娩时，要相信医务人员会关心照顾自己，自己也有能力和信心安全度过分娩期。

 ## 孕晚期孕妈妈如何变得坚强?

做快乐孕妈妈光靠别人的呵护并不是最好的办法，自己也要坚强起来，不过于依赖和软弱，要懂得自我心理调适。

学会倾诉：当自己心理有不良情绪郁结时，要向老公、家人、医生或朋友倾诉，倾诉本身就是一种减压方式，让心情逐渐开朗。无论自己还是家人，要共同努力，保持孕妈妈的好心情，等待宝宝的来临。

心态平和：让自己独立、坚强、快乐，从精神状态、心理素质、人格特征上进行调整，修养身心，学会自我调适，喜怒哀乐都不过分。

自创好心情：遇到不尽如人意的事也不要自怨自艾、怨天尤人，以开朗明媚的心情面对问题，对家人要善解人意、心存宽容和谅解，不是很原则的事情就可以大事化小、小事化了，协调好家庭关系，好心情源于好的家庭氛围。

试着坚持：十个月的孕育过程对每个孕妈妈都是一种考验，走出去，与其他孕妈妈多交流，从别人身上寻找自己缺少的快乐。或者多读一些书，让心沉静下来，平缓不安、焦躁的情绪。

丰富生活内容：做点轻便家务，或者和准爸爸一起做些 DIY 手工制作，不但对母婴健康有好处，还可增加家庭情趣，使自己的生活也丰富起来，减少了胡思乱想的时间。

当然，准爸爸也要配合，要理解、关怀、体贴孕妈妈，保持积极、愉快、心情舒畅。加强自身修养，学会自我心理调节，善于控制和缓解不健康情绪，不要去回忆以往那些不愉快的往事和想那些办不到的事，而多去想想好事、开心事。面对逆境和困难，泰然处之，处变不惊。创造一个安静、舒适、清洁的生活环境，听听轻快、柔和、平缓的音乐，到郊外或公园去欣赏大自然的美景，呼吸新鲜空气，多看一些优美、素雅的图画和活泼、浪漫、欢乐的影视作品。多给孕妈妈一些良性的心理刺激，尽可能避免不良性刺激。

孕晚期孕妈妈难以入睡的原因除腹部增大外，还有什么因素？

尿频：由于孕晚期孕妈妈的肾脏负担增加，比孕前多过滤 30% ~ 50% 的血液，所以尿液也就多了起来。另外随着胎宝宝的生长，孕妈妈的子宫变大，对膀胱的压力也增大，小便次数增多。胎宝宝夜间活动频繁的话，会影响孕妈妈的睡眠。

腿抽筋、后背痛：这些都是孕妈妈身体负担过重所致。

心率加快：孕晚期由于心脏需要泵出更多的血液供给子宫，所以心脏的工作量加大，心率自然也就加快。

呼吸短促：随着妊娠周数的增加子宫不断增长，占据孕妈妈腹腔的空间越来越大，对横膈膜的压力逐渐增大，导致孕妈妈的呼吸比孕前稍困难。加之孕妈妈体内需氧量增加，促使孕妈妈不得不加快呼吸。

胃灼热及便秘：大多数孕妈妈由于胃食管反流而感觉胃灼热。便秘的原因是妊娠的激素影响消化系统，吃进去的食物在胃和肠中滞留时间延长，进而引起便秘。

孕晚期孕妈妈睡眠时应左侧卧位的原因是什么？

孕晚期子宫略微右旋，左侧卧位可缓解右旋的子宫。而且在孕 7 ~ 9 个月时，孕妈妈很难做到仰卧睡眠，这是因为胎宝宝的重量会压到孕妈妈的腹腔大静脉，阻止血液从腿和脚流向心脏，使孕妈妈从睡梦中憋醒，或引起孕妈妈仰卧位综合征，影响了胎宝宝的发育。

当然，也不必过分纠结于左侧卧位。睡眠障碍实际上是焦虑或抑郁情绪的直接反应，由于考虑左侧卧位而影响睡眠，是得不偿失的。准妈妈完全可以随意改变睡姿，只不过尽量朝左侧一些罢了，勉强绝对朝左睡是没有必要的。怕压着孩子，其实也是焦虑的一种表现。除了向下趴着睡可能会影响孩子的伸展，仰卧时间过长可能发生体位性低血压。右侧卧睡姿也不会对孩子造成过多的影响，孩子是会调节自己的姿势的。孕妈妈舒服了，胎宝宝也会感到舒服的。孕妈妈们不一定要放弃自己平常的习惯，只要放松心态，许多问题就会迎刃而解。

建议孕妈妈借助枕头保持侧卧位睡眠，还可以将枕头放在腹部下方或夹在两腿中间，比较舒服。将摞起来的枕头或叠起来的被子、毛毯垫在背后也会减轻孕妈妈腹部的压力。

孕晚期孕妈妈如何轻松入眠？

避免饮用含咖啡因的饮料，如汽水、咖啡、茶，如果实在非常想喝，也尽量在早晨或下午饮用。

临睡前不要喝过多的水或汤，孕妈妈晚饭少吃，有利于睡眠。

养成有规律的睡眠习惯，晚上在同一时间入睡，早晨在同一时间起床。

不要躺在床上干家务。除了睡觉躺在床上以外，其余时间尽量不要留恋床铺。

睡觉前不要做剧烈运动。应该放松一下神经，比如泡温水澡，喝一杯热的不含咖啡因的饮料（加了蜂蜜的牛奶等）。

如果腿抽筋，应用力将脚蹬到墙上、跷大拇趾或下床站立片刻，有助于缓解抽筋。当然还要保证膳食中有足够的钙。

参加孕妈妈瑜伽学习班，学习一些心情放松的方法。

如果因恐惧和焦虑不能入睡，应参加分娩学习班或新父母学习班，掌握必要的妊娠分娩知识，消除焦虑情绪。

如果仍然辗转反侧不能入睡，可做下面的事情：看书、听音乐、看电视、上网、阅读信件或电子邮件，会感觉疲劳而容易入睡。

如果晚上睡眠实在不好，午间睡上 30 ~ 60 分钟，弥补晚上失眠所造成的睡眠不足。

 ## 孕妈妈为什么希望家人多陪伴？

妊娠期常见的情绪变化是焦虑和抑郁，这与孕妈妈体内激素水平的改变有关系。随着妊娠的进展，孕妈妈体内分泌雌激素、孕激素、甲状腺激素等的水平亦逐渐增加，引起孕妈妈焦虑、抑郁、情绪不稳定发生。另一方面，由于妊娠期多种激素的共同作用，蛋白质、脂肪合成增加，孕妈妈可能出现全身发福，体形的改变也使一些孕妈妈感到不安和丧失信心。

孕晚期的孕妈妈会迫切期待分娩以结束怀孕过程，但心里又矛盾，因为关于分娩的种种说法，包括分娩的危险均可能加重恐惧心理。孕妈妈担心各方面的危险会给胎宝宝带来伤害，处处显得小心翼翼，大部分时间待在家里，并要求准爸爸或家人更多地留在自己身旁，期待家人的保护。

 ## 分娩会不会有生命危险？

要克服分娩恐惧，孕妈妈应和准爸爸一起去医院或孕妇学校学习，了解有关分娩的医学知识，了解分娩的全过程，以及可能在分娩中出现的一些突发情况，掌握分娩时孕妈妈配合医护人员的方法，进行分娩前的有关训练。这对减轻孕妈妈的心理压力，解除心理负担有帮助。

分娩中出现的最大的危及生命的危险是羊水栓塞，但是羊水栓塞的发生率极低。不能因为有可能发生羊水栓塞就不怀孕生孩子了。在医院分娩一旦

有危险应该积极配合医护人员抢救，相信医院和医生。

 ## 什么样的孕妈妈容易发生早产?

早产的发生率大约为 10%，早产发生的原因有很多：感染、双胎、胎位不正、头盆不称等等都影响早产的发生。

哪些孕妈妈会发生早产呢？一些有妊娠并发症的孕妈妈有这种可能，因为病情加重如果继续妊娠会危及孕妈妈的生命安全，不能继续妊娠后发生早产；还有宫颈功能不全的孕妈妈发生早产的可能稍大；多胎妊娠、中央前置胎盘产前出血的孕妈妈也有可能。至于正常妊娠的孕妈妈，谁会发生早产真是未知。目前的医疗条件下，28 周左右的早产儿也很有可能存活。

 ## 担心半路生不下来，顺产还是剖宫产? 生宝宝时会不会疼痛难忍?

分娩的决定因素有产力、产道、胎儿的大小和孕妈妈的精神因素四方面。如果孕妈妈自己都没有信心，怎么坚持阴道自然分娩？建议在分娩过程中配合医护人员，听从医生的建议，毕竟医生见多识广会全面衡量，不要因为一二个负面例子就被吓坏了。医生在力所能及的范围内肯定会帮助你，积极处理产程中的不利因素，相信会有一个好的妊娠结局。

分娩过程中，生不下来再做剖宫产手术是有可能的，但是所占的比例比较小，如果个个都生不下来，那么谁还生？相信绝大多数的孕妈妈都可以阴道分娩。

至于疼痛，分娩的阵痛应该是比较厉害的，但是孕妈妈们生孩子也没有因为痛就不生了，不仅可以忍受痛，而且还要生个健康的宝宝。另外，现在很多医院开展了无痛分娩，可以大大缓解孕妈妈的分娩疼痛。

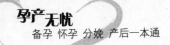

 宝宝能否顺利降生？生下来会不会有畸形或不健康？

在医院分娩宝宝应该可以放心，宝宝会安全来到这个世界上。医护人员会尽最大的可能保护孕妈妈和胎宝宝的安全，孕妈妈一定要配合医护人员。多出去走走，保持心情舒畅，解除焦虑，也有利于分娩。

大多数都是健康的宝宝。如果孕妈妈一直定期产检，孕期也没有发现不利因素，生下来的宝宝应该不会不健康。虽然在现有的医疗条件下，有的胎宝宝的畸形在孕期检查中还不能被发现，但这毕竟是少数个例。

 宝宝是不是我想要的性别？是不是漂亮、聪明？出生后能否健康快乐地成长？

宝宝的性别不是孕妈妈和医务人员可以控制的，如能如愿最好，不能如愿也要坦然面对，宝宝毕竟是爱情的结晶，健康最重要。不能因为不如愿就不要这个宝宝，男孩和女孩都是上苍给予你的最好的礼物，请妈妈和爸爸愉快地接受并伴随宝宝一起幸福地成长。

宝宝聪明和漂亮与否跟遗传有关，父母双方的遗传基因决定了宝宝的未来容貌和智力，也就是天赋，当然后天的努力也很重要。

孕晚期孕妈妈的心情会影响胎宝宝在妈妈子宫里的发育，但是产后宝宝的发育与内在因素、外因环境和家庭氛围均有关。健康快乐的生活是每个人向往的生活，希望每个宝宝都能在和谐的家庭氛围中健康成长。

 听说可以全家总动员，利用亲情来减压？

一个人心理状态不好时，肯定想得到亲人的同情和安慰，那么以准爸爸为首的全家人应为孕妈妈实行减压计划，给予加倍的关怀和爱护、鼓励和支持，准爸爸要勇挑重担，多献爱心，为孕妈妈减压。

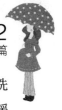

甜蜜按摩：准爸爸或家人在生活上要多关心爱护孕妈妈，帮助孕妈妈洗浴，避免因其大腹便便而滑倒。准爸爸在临睡前给孕妈妈轻轻按摩腰腿，缓解孕期酸痛和水肿，使孕妈妈放松精神、舒适地进入睡眠。

携手散步：运动对孕妈妈很重要，不但有助于顺利生产，还可帮助孕妈妈恢复愉悦的心情。准爸爸每天清晨或傍晚陪孕妈妈出去散步，在小区里或附近的公园里慢走，也可以适当地做孕妇体操。

贴身守候：孕晚期比较容易出现意外状况，准爸爸尽量不要在这段时间出差，陪伴在孕妈妈身边，使其缓解紧张情绪，保持放松、愉快的好心情。

预防保健：准爸爸定期陪伴妻子到医院接受检查，咨询保健医生，与孕妈妈共同做好临产前的准备。

 ## 孕妈妈对分娩"谈虎色变"，怎么办？

进入孕晚期以后，孕妈妈的子宫已经极度胀大，各器官、系统的负担也接近高峰，因而，孕妈妈心理上的压力也是比较重的。由于体形变化和运动不便，孕妈妈心理上产生了一些变化，有许多孕妈妈会产生一种兴奋与紧张的矛盾心理，从而导致情绪不稳定、精神压抑等心理问题，甚至会因心理作用而自感全身无力，即使一切情况正常，也不愿活动。

孕妈妈要克服对分娩的恐惧，最好的办法是了解分娩的全过程，以及可能出现的情况。许多医院或机构均举办了"孕妇学校"，在孕晚期对孕妈妈及准爸爸进行教育，专门讲解有关的医学知识，以及孕妈妈在分娩时的配合。这对有效减轻准妈妈心理压力，解除思想负担，以及做好孕期保健、及时发现并诊治各类异常情况等均大有帮助。

 ## 因为心理紧张需要提前住院吗？

有些孕妈妈对临产后如何应付，如有临产先兆会不会来不及到医院等过

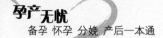

于担心，因而稍有"风吹草动"就赶到医院，甚至在尚未临产、无任何异常的情况下，缠着产科医生要求提前住院。

虽然临产时身在医院是最保险的办法，但提早入院等待时间太长也不一定就好。首先，医院不可能像家中那样舒适、安静和方便；其次，孕妈妈入院后较长时间不临产，会有一种紧迫感，尤其看到后入院者已经分娩，对她也是一种刺激；最后产科病房内的每一件事都可能影响住院者的情绪，这种影响有时候并不十分有利。

孕晚期为何腰酸背痛?

孕晚期孕妈妈会发生身体负担加重，腹部明显突出的现象。妊娠6个月后，胎宝宝的体重会给孕妈妈的脊椎很大压力，并引起孕妈妈背部疼痛。因此，要尽可能地避免俯身弯腰的动作，以免给脊椎造成过大的负荷。如果孕妈妈需要从地面捡起什么东西，腹部会妨碍背部做弯曲动作，因此，俯身动作不仅要慢慢向前，还要首先屈膝并把全身的重量分配到膝盖上。

孕妈妈在正常的站立姿态时，脊柱的重心在脊椎第二节，穿不适合的鞋子（特别是高跟鞋）时，上半身会往前倾造成重心改变，人体为了维持重心不变，腰椎会以前凸的姿势来补偿，造成腰部肌肉不当的使用，时间一久，就会有腰酸背痛的情形发生。

如何减轻腰腿酸痛?

不要久坐久站：只要坐或站一段时间，就要变换姿势，注意维持身体的正确姿势。

正确站姿：眼睛平视，抬头挺胸，肩膀后缩、放松，双手自然放下，收小腹，将脊椎挺起，双脚应平踩地面，膝盖朝正前方，保持重心平稳。

正确坐姿：座椅高度应与体形成正比，先坐正坐直，再轻轻调整腰部，

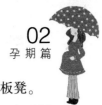

使背部形成半后倾姿势，并于背部与头颈部放置小枕头，脚下可垫小板凳。

适度锻炼肌肉：适度地锻炼腰、腹、背等部位的肌肉，有助于预防及缓解腰酸背痛现象。

 ## 阴道少量水样液体流出，是破水了吗?

孕晚期孕妈妈出现羊水提早破裂现象，医学上叫胎膜早破，俗称破水。破水容易导致紧急状况，可能有臀位、横位等胎位异常的情况。

孕晚期一些孕妈妈出现阴道少量水样液体流出，有一部分可能是破水，有些则可能是白带样的物质流出。有上述现象的孕妈妈，最好亲自去找医生确认是不是破水，防止胎膜早破后继发感染。

有的孕妈妈误以为是白带，还误以为是孕晚期的尿失禁，继续留在家待产，当分娩真的要来时，胎宝宝已经出现很严重的继发宫内感染，导致胎宝宝出现败血症甚至脑膜炎等非常严重的后果。

所以，孕晚期孕妈妈阴道流水一定要注意，哪怕少量水样液体的流出也不能忽视。一旦确认胎膜早破，建议孕妈妈立即卧床休息，抓紧时间去医院。最好不要四处走动，将臀部抬高，特别是胎位为臀位时防止脐带脱垂，脐带一旦脱垂，孩子缺血缺氧，很快会出现宫内窒息甚至死亡。如果孕妈妈发现有脐带样的物质脱出，最好尽快去医院。

 ## 急性妊娠期脂肪肝到底有多凶险?

在怀孕 7 个月后，极少数孕妈妈会出现非常罕见的急性妊娠期脂肪肝。这种病发病率极低，但是孕妈妈死亡率高达 80%。此病常发生在怀双胞胎、妊娠期高血压或者没有征兆的孕妈妈身上。

患病早期有些孕妈妈会出现全身乏力、恶心呕吐或者上腹部不舒服。很多孕妈妈以为这是胎宝宝发育、子宫增大的缘故，没有及时到医院就诊。一旦后期出现巩膜黄染或者周身皮肤黄染的现象，母婴健康状况都会受到威胁，胎宝宝随时会出现胎死宫内的状况。即便终止妊娠，孕妈妈也会出现血液不凝的现象，不能保证孕妈妈生命安全。

因此，孕晚期孕妈妈如果周身乏力、食欲不好，或者出现恶心呕吐，尤其上腹不舒服，如右上腹痛或者左上腹痛，一定要及时到医院诊治。这个病早诊断早治疗早期终止妊娠，预后是比较好的，一旦贻误治疗时机，后果不堪设想。

 ## 在家中遇到急产，如何应对？

孕晚期孕妈妈在家出现生产的征兆，感觉快生了，但是胎头尚未进入产道时，如果评估还可以等待，家人就赶紧将孕妈妈送往医院。

若胎头已在阴道口即将分娩时，家人就不可以要求孕妈妈忍住了，在路上分娩还不如在家里分娩，至少不堵车、私密性好、没有很多闲杂和围观人员、一些物品也好在家里准备。可以马上准备在家中进行生产。过程中家人可与医护人员电话联系，请医护人员以口头协助、指挥的方式，指引孕妈妈生产，等生产完后再送往相关医院处理。

如果孕妈妈来不及去医院马上就要分娩了，不得已在家分娩，家人需要准备几条干净的大浴巾或毛巾，用来擦拭婴儿及孕妈妈；另外找来一些不要的干净衣物（或报纸），用来吸附生产过程中的羊水或血液；协助者应将双手仔细清洗干净或消毒；准备绑脐带用的橡皮筋或绳子及一把干净（最好先以75％酒精消毒）的剪刀。如果还有其他人，可以打医院产房的电话，由医务人员电话指挥操作，同时拨打120。有急产史的孕妈妈有先兆临产症状时就到医院去，最好避免生到家里。

需要注意的是，当孕妈妈宫口全开时，如有强烈的便意，最好不要去厕所，以免不小心把宝宝生到马桶里。

孕晚期孕妈妈害怕关键时候记不住电话号码，可以在墙上写好相关生产医院的电话及几个可以立即赶来协助的家人电话。可在手机或家中电话中预

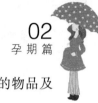

先输入联络人的电话号码，以免紧张时老是拨错号码。将生产要用的物品及相关证件，提前整理成一个待产包，可随时拿了就走。

孕晚期超声检查的作用是什么？

可准确测定胎位，检查胎盘成熟程度，观察脐带是否绕颈，测定脐动脉血流动力学变化指数（S/D），评价胎宝宝在宫内是否缺氧等。例如，胎宝宝面部三维彩超表面成像成功率为95%左右。但影响三维成像的因素很多：

三维成像仅能提供可疑结构的表面信息、轮廓、形态、表面附着物及有无缺损，对实质脏器及病灶内部结构的显示不尽如人意。

对病灶体积的测量无法实现定量化。

当胎宝宝面部前方羊水过少或与子宫及胎盘相贴时难以拍照。

胎宝宝面朝里趴着时不能显示面部，胎动活跃时拍照呈虚影，胎头已入盆或孕妈妈过胖都难以显像。

超声测定胎宝宝双顶径的目的是什么？

双顶径又称胎头双顶径，英文缩写为BPD，是指胎儿头部左右两侧之间最宽部位的长度，又称为头部大横径。B超测量BPD＞8.5时表示胎儿成熟。

医生常常用它来观察孩子发育的情况，判断是否有头盆不称，能否顺利分娩。按一般规律，在孕5个月以后，BPD的值基本与怀孕月份相符，妊娠28周（7个月）时BPD约为7.0厘米，孕32周（8个月）时约为8.0厘米，以此类推，孕8个月以后，平均每周增长约0.2厘米为正常。当初期无法通过CRL（头臀长）来确定预产期准确时间时，可以通过BPD来预测。孕中期以后，在估算胎宝宝体重时，也需要测量该数据。

羊水有什么作用?

子宫内围绕在宝宝周围的无色透明液体称为羊水。羊水有保护胎儿免受外部力量冲击的作用，同时能够参与胎儿的新陈代谢，还有保护母体的作用，减少由于胎动导致的不适感。羊水过多或过少都属于异常情况，需要引起准妈妈的高度重视。

羊水量的多少因人而异，通常随着妊娠周数增长而逐渐增加，12 周时有50ml，怀孕中期大约 300 ~ 400ml，直到妊娠 36 ~ 38 周达到 1000ml 左右，过了预产期则明显减少。怀孕初期的羊水主要由覆盖胎盘和脐带的羊膜所分泌，到了 4 个月之后，胎儿吞食羊水与排尿能够调节羊水的量及成分，同时羊水进出呼吸系统也会有所影响。

羊水是维系胎儿生存的要素之一，从胚胎形成之前，就必须先要有羊水将厚实的子宫壁撑开来，提供胎儿生长发育所需的自由活动空间。它的功能还包括：子宫遭受外力冲击时的缓冲剂、维持稳定的温度、用来分析成分了解胎儿的健康情况与成熟度等，而且阵痛时借着水囊传导压力亦可协助扩张子宫颈。

什么是羊水深度和羊水指数?

羊水深度是 B 超检查显示的最大羊水池的垂直深度，是判断羊水多少的重要指标，小于 2cm 表示羊水过少，大于 8cm 表示羊水过多。羊水多，则胎儿可以健康成长；羊水少，就可能在胎儿临产期造成胎粪淤积甚至早产或窒息。

羊水指数是将子宫分成左上、右上、左下和右下四个象限，四个象限的最大羊水暗区垂直深度之和为 AFL，AFL 小于 5cm 为羊水过少，大于 18cm 则为羊水过多。

羊水量的测量，是评估怀孕正常与否的重要指标。

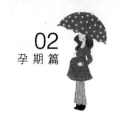

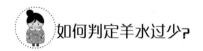

如何判定羊水过少？

妊娠足月时羊水量少于300ml者，称羊水过少。

临床表现：子宫敏感，胎动时孕妇感到腹痛。临产后阵痛剧烈，宫缩多不协调，造成产程停滞或延长。破膜后羊水少甚至无羊水流出，羊水可呈黄绿色，黏稠。产科检查，产妇腹围、宫高曲线均低于同期妊娠者。子宫易收缩；B超检查，最大羊水平面≤2cm，羊水指数≤5cm为诊断羊水过少的绝对值。

羊水过少的原因是什么？

胎儿畸形：多为泌尿系畸形，如肾发育不全、输尿管或尿道闭锁、先天性肾缺如等，导致胎儿少尿或无尿，引起羊水过少。

过期妊娠：到了妊娠末期，由于胎盘老化，羊水量呈逐渐减少的趋势，发生率达20%~30%。

胎儿宫内发育受限：宝宝不一定有什么异常，但是生长发育要比同龄胎宝宝缓慢，一般认为与孕妈妈营养不良或病毒感染有关。

原因不明：有可能与羊膜病变有关。

羊水过少对孕妈妈和胎儿有何影响？如何治疗和预防？

羊水过少时，羊水呈黏稠、浑浊的深绿色。准妈妈的腹部非常敏感，容易出现宫缩；产检时宫高和腹围都小于同孕龄妈妈，胎儿在子宫内活动受限。由于羊水过少在妊娠期容易出现胎死宫内，生产过程中容易出现胎儿窘迫，增加手术难度，并严重影响新生儿的养育难度，所以受到产科医生的高度重视。

治疗：预防过期妊娠，妊娠超过41周及时引产；如临床提示羊水过少，

B超显示羊水指数≤5cm，在排除胎儿畸形后，可终止妊娠；如羊水指数介于5~8cm，可行人工破膜术引产，观察羊水性状，羊水Ⅲ度或出现胎儿窘迫症状、短期内不能阴道分娩者，剖宫产终止妊娠；产程中注意羊水性状变化，加强胎心监护。

预防：对育龄妇女应加强优生优育宣传指导，做好产前筛查工作，孕3个月到医院建档，定期系统检查；孕37周至40周，适时分娩，减少羊水过少的发生率。能够影响羊水量的药物主要是消炎痛，可以减少羊水量，用来治疗羊水过多时要注意检测羊水量，及时减量或停药，避免引起羊水过少。该药不宜用于孕34周后，因其可引起胎儿动脉导管早闭。

如何判定羊水过多？

妊娠任何时期羊水量超过2000ml，称羊水过多。通常羊水过多的孕妈妈可能出现憋气、上腹部不适的症状，子宫比正常孕周大，腹部皮肤由于过度伸展而发亮水肿，宝宝的胎动微弱，胎心遥远。做超声检查时发现羊水指数超过18cm，就是羊水过多的征兆。

临床表现：羊水过多的孕妇由于子宫较大，可出现呼吸困难，不能平卧；急性羊水过多的患者会出现腹部胀痛、憋气甚至发绀。易出现下肢及外阴静脉曲张。

产科检查：宫高、腹围和体重曲线明显高于相同孕周的孕妇，触诊时皮肤张力大，胎位摸不清，胎心遥远。

B超检查：羊水指数大于18cm，羊水最大平面大于8cm，提示羊水过多。

羊水过多的原因是什么？

胎儿畸形：约18%~40%伴有胎儿畸形，其中以神经管缺陷，如无脑、脑膨出和脊柱裂最为常见。

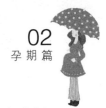

多胎妊娠：双胎妊娠中有 10% 合并羊水过多，以单卵双胎常见。

孕妈妈和胎宝宝的各种疾病：如糖尿病、ABO 或 Rh 血型不合、妊高征、急性肝炎、严重贫血等。

胎盘脐带病变：如胎盘绒毛血管瘤、羊膜绒毛膜炎等。

特发性羊水过多：没有任何征兆，原因不明。

 羊水过多对孕妈妈和胎儿有何影响？如何治疗和预防？

羊水过多的孕妈妈易并发妊高征、早产、胎膜早破、胎位异常。破膜时易发生胎盘早剥与脐带脱垂。分娩时易合并产后出血。

治疗：如合并胎儿畸形，立即引产；疑有羊膜绒毛膜炎者，可静点抗生素；胎儿尚未成熟而症状严重孕妇无法忍受时，可行羊膜腔穿刺放出羊水，注意放羊水的速度及量，防止胎盘早剥及早产；胎儿成熟后症状严重者，可行引产术。人工破膜时，采用高位破膜，使羊水缓慢流出，以免引起胎盘早剥或脐带脱垂；症状较轻者，可继续妊娠，严密观察羊水量的变化；分娩时注意子宫收缩及产后出血。

预防：注意休息，低盐饮食；可服利尿剂双氢克脲噻，每次 25mg，每日 3 次，或服健脾利水、温阳化气的中药。

 什么是脐带缠绕？

脐带缠绕指脐带环绕胎宝宝身体，通常以绕颈最为常见，脐带缠绕胎宝宝躯干、肢体比较少见。因脐带不拉紧至一定程度，不一定发生临床症状，对母儿危害不大。脐带缠绕是脐带异常的一种，另有一种不完全绕颈者，称为脐带搭颈。

当发现脐带缠绕时，如果胎儿没有其他异常，孕妈妈不必惊慌，当脐带缠绕引起胎儿宫内缺氧时，表现为胎动减少，医生会通过电子胎心仪监护胎

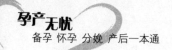
儿，观察是否有异常情况出现，并根据当时孕妈妈的情况做相应处理。有相当一部分胎儿即使有脐带缠绕，也并没发生缺氧情况，大部分可以和正常胎儿一样自然分娩。但脐带绕颈可致相对性脐带过短，引起脐带过短征象，极少可致胎死宫内或新生儿死亡。

 脐带缠绕后可脱开吗?

胎宝宝是很聪明的，当有不适感时他会主动运动摆脱困境。有时你在腹部轻轻拍打胎宝宝，胎宝宝会主动向另一侧运动，离开拍打部位。在 B 超下经常可以看到当 B 超探头稍用力压妈妈腹部时，胎宝宝感到压力就会向旁边躲避，有的胎宝宝更有意思，会伸出小脚丫向受压位置踢一踢。当脐带缠绕胎宝宝，而且缠绕较紧、胎宝宝感到不适时，他会向周围运动，寻找舒适的位置，左动动、右动动，当胎宝宝转回来时，脐带缠绕自然就解除了，胎宝宝就会舒服地休息一会儿。当然，如果脐带绕颈圈数较多，胎宝宝自己运动出来的机会就会少一些。

 发现脐带绕颈，孕妈妈怎么办?

减少震动：如果在孕晚期，发现脐带绕颈，同时伴有胎位不正、胎头没有入盆，就不能通过矫正体位去纠正胎位，防止脐带在胎儿过分运动中绕得更紧。要尽量减少震动，避免在颠簸的道路上坐车。

多取左侧卧位：睡觉时多取左侧卧位，以增加子宫胎盘血流量。可在大腿下垫两个枕头，这样更舒服些。

勤数胎动：准妈妈要学会数胎动，当发现胎动过多或过少时，应及时去医院检查。正常胎动计数标准为：每 12 小时大于 10 次。一般要求准妈妈每日数胎动 3 次（早、中、晚各一次），每次 1 小时，正常胎动至少每小时达到 3 次或以上，每动一次计数一下，有时会有一连串的胎动，那么就算作一次。

隔5~6分钟再动算另一次。

适当活动：孕妈妈在孕期要做适当的活动，不能总是坐着不动，在活动时要避免过于猛烈，比如散步、游泳、孕妇体操等都是不错的选择，但一定要注意安全，要有家人的看护，尽量在安静的环境下活动。

在家中可以每天使用家用胎心仪（多普勒胎心仪），定期检查胎宝宝情况，发现问题及时就诊。羊水过多或过少、胎位不正的要做好产前检查，通过胎心监测和超声检查等间接方法，判断脐带的情况。

 ## 脐带绕颈可以顺产吗？

在孕期常规检查时，孕妈妈发现胎宝宝脐带绕颈，担忧胎宝宝会受到影响，担心自己在自然分娩时发生宝宝缺氧等危险，其实胎宝宝的脐带绕颈是一件很平常的事，发病率很高，想把危险降到最低，选择一个适合自己的分娩方式才是关键。

胎宝宝的脐带被一层具有保护作用的胶冻样物质包裹，这种物质类似于软骨，保护着从脐带中通过的动静脉，使之免受压迫。脐带绕颈其实在大多数情况下对宝宝都不会造成威胁，因为一般脐带不会绕得很紧。比较危险的情况如宝宝脐带缠绕过紧或脐带过短，孩子出生前缺氧，会直接表现出胎心减速，医生也都能通过正规体检中的胎心监护及时发现。

孕妈妈要知道即使胎宝宝出现脐带绕颈，也是可以选择顺产分娩的，除非胎宝宝的胎心监护表现出有问题或问题持续时间较长。定期进行产前检查，有助于你预先了解宝宝的活动情况，也可以让你对分娩方式早做准备。

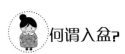 ## 何谓入盆？

当妊娠进入晚期时，孕妈妈腹中的胎宝宝已经在默默地为出生做准备了。他（她）会在羊水和胎膜的包围中，以头朝下、臀朝上、全身蜷缩的姿势等待时机。在分娩之前，胎宝宝被迫要做的第一件事，就是使其头部通过母体

的骨盆入口进入骨盆腔，从而其身体的位置得到巩固。这就是医学上所说的"入盆"，入盆是分娩的前奏。

 胎儿入盆后多久才能分娩呢？有什么症状吗？

一般初产妇胎头入盆后2~3周就可能分娩，而经产妇则往往是入盆后很快即开始分娩。而胎宝宝是否已经入盆，要经过医生产前检查才能确定。

胎宝宝入盆时很多孕妈妈可以感觉到胎宝宝的位置在下降，同时可能伴随轻微的坠痛感，整个入盆过程可能花不了多少时间就完成了。胎宝宝入盆后可能会压迫到孕妈妈的膀胱，导致尿频的症状明显，同时水肿、便秘及腰腿痛等症状也会加重。

当胎宝宝入盆时，不少孕妈妈常会感到腹部阵阵发紧和有坠痛感，觉得腹中的胎宝宝正在往下降。这种情况是入盆，不是真正临产前的征兆。入盆时的宫缩不规律，力量也比较弱，因此，常被人们称为"假临产"。总之，入盆意味着分娩的临近。

 哪些情况胎头难以入盆？

胎头向下也不一定就能入盆，但是如果不是头位，是横位或臀位，是不可能入盆的。

一般而言，不能入盆的原因有胎儿头与骨盆不对称，胎儿过大，脐带绕颈，胎头不能下降，前置胎盘。

不能入盆的坏处就是容易导致胎膜早破，导致剖宫产。

 孕晚期孕妈妈易得哪些眼病？

眼角膜水肿：正常人眼角膜含有70%的水分，但孕妈妈因黄体素分泌量增加及电解质的不平衡，易引起角膜及水晶体内水分增加，形成角膜轻度水肿，其眼角膜的厚度平均可增加约3%，且越到孕末期越明显。由于角膜水肿，敏感度将有所降低，常影响角膜反射及其保护眼球的功能。这种现象一般在产后6~8周即会恢复正常。

远视或近视加重：眼角膜的弧度在妊娠期间会变得较陡，检查时有0.25~1.25屈光度的改变，产生轻度屈光不正现象，在孕晚期更加明显。其中的一种情形是，远视及睫状肌调节能力减弱，看近物模糊。若原本近视的话，眼睛的近视度数则会增加。这种异常现象也多在产后5~6周恢复正常。所以，孕妈妈若出现远视或近视度加深的情况，不必忙于配换眼镜，可在分娩1个多月后再验配，这时验出的度数才比较准确。

干眼症：正常眼睛有一层泪液膜，覆盖在角膜及结膜之前，起保护眼球及润滑作用。而在孕晚期，约80%的孕妈妈泪液分泌量会减少，怀孕期间受激素分泌的影响，泪液膜的均匀分布遭到破坏。泪液膜量的减少及质的不稳定，很容易造成干眼症。孕妈妈们应注意孕期的卫生保健，合理营养，多摄入对眼睛有益的维生素A、维生素C等营养素。

孕晚期孕妈妈听力会下降吗?

怀孕后，孕妈妈的细胞内外液中雌激素浓度差异较大，引起渗透压改变，导致内耳水钠潴留，进而可影响听力。有研究显示，从孕早期开始，孕妈妈的低频区（125~500赫兹）听力即有所下降，并在孕中、晚期继续加重，至产后3~6个月又恢复正常。

孕晚期孕妈妈为何易得鼻炎?

孕期体内雌激素水平增高，可引起鼻黏膜的超敏反应，可导致小血管扩张、组织水肿，腺体分泌旺盛，出现鼻塞、打喷嚏、流涕等症状，约20%的

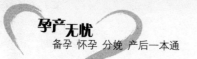

孕妈妈会发生这种"妊娠期鼻炎",怀孕后3个月更为明显。一旦分娩,致病因素消除后,鼻炎会随之痊愈,不留后遗症。目前,对"妊娠期鼻炎"尚无十分有效的预防措施,但可通过适当的治疗减轻症状。

孕晚期孕妈妈易得哪些口腔疾病?

孕晚期孕妈妈还可出现牙齿松动,龋齿,齿龈充血、水肿、增厚,刷牙时牙龈易出血等症状,有的孕妈妈还有唾液增多和流涎等,这些都会随着妊娠的终结而恢复。

孕期应特别注意口腔的清洁卫生,因为口腔感染会殃及胎宝宝和自身的健康,造成种种危害,不利于优生优育。

孕晚期孕妈妈如何起身站立?如何保持站立和坐姿?

孕晚期孕妈妈会觉得侧卧舒服些,为了让全身的体重分配得更均匀,最好在膝盖之间垫上小枕头。如果感觉到身体麻木或疼痛,可以在侧面垫上小枕头,能够避免背部弯曲。孕晚期孕妈妈起身得缓慢有序地去做动作,以免腹腔肌肉过分紧张。仰卧着的孕妈妈起身前要先侧身,肩部前倾,屈膝,然后用肘关节支撑起身体,盘腿,以便腿部从床边移开并坐起来。

如果孕晚期孕妈妈的工作性质需要长时间站立,这会导致水肿以及静脉曲张。一定要定期让自己休息一会儿,坐在椅子上,把双脚放在小板凳上,这样有利于血液循环和放松背部。如果没有条件坐,那就选择一种让身体最舒适的姿势站立,活动相应的肌肉群。比如,收缩臀部,就会体会到腹腔肌肉支撑脊椎的感觉。需要长时间站立的孕妈妈,为促进血液循环可以尝试把重心从脚趾移到脚跟,从一条腿移到另一条腿。

孕妈妈正确的坐姿是要把后背紧靠在椅子背上,必要时还可以在靠背的地方放一个小枕头。如果孕妈妈是坐着工作的，有必要时常起来走动一下，有助于血液循环并可以预防痔疮。要是孕妈妈写字或者上电脑的工作量很大，最好是至少每隔 1~2 小时给自己放松一下。

 孕晚期孕妈妈如何徒步行走和乘坐公交车？

徒步行走对孕晚期的孕妈妈很有益，可以增强孕妈妈腿部肌肉的紧张度，预防静脉曲张。但时间要适度，一旦感觉疲劳，马上要停下来，找身边最近的凳子坐下歇息 5~10 分钟。如果没有条件在公园里散步，可以选择交通状况不太紧张的街道，以避免过多吸入有污染的汽车尾气。在走路的姿势上身体要注意保持正直，双肩放松。散步前要选择舒适的鞋，以低跟、宽松为好。

如果孕晚期孕妈妈还在上班，乘坐无轨电车、公共汽车和地铁，孕妈妈为了自己的身体和胎宝宝着想，千万要给自己找个座位，因为急刹车会让孕妈妈失去平衡和摔倒。还有要等车完全停稳后才能下车。坐小轿车的孕妈妈选择的余地相对较大，可以挑选最舒适的座位，背靠着坐或者躺下都可以。

 孕晚期一个人在家，一旦有什么事怎么办？

孕晚期孕妈妈一个人在家，莫名其妙的情绪起伏必定会影响肚子里的胎宝宝。在家里应该是安全的，即使家人在身边，有事也是去医院，不同的是一个人去还是家人陪同去。

自己在家有问题可以拨打120，同时通知家人马上分别到医院去。准备好现金，否则着急时银行卡的密码会忘记的。到了医院，告诉医生是自己来的，如果需要住院，相信有人会帮助你办理手续。即使忘记拿钱，先办住院手续，稍后补交费用也不是没有可能的。

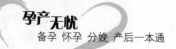

担心住院以后看到医护人员的恶劣态度，在产房看到其他孕妈妈分娩时的痛苦状况，怎么办？

态度恶劣的医护人员，毕竟是极少数的，你可以通过其他渠道反映问题，同其他医务人员交流，把你的想法告诉其他人，医务人员会转告态度不好的人员的。即使态度恶劣并不代表技术很差，只要没有耽误你生宝宝，宽宽心，什么样的人都会遇到，建议不必太在意。当然，必要时也可以通过医务科投诉态度恶劣的人员，让她以后注意自己的言行。

如果选择阴道分娩，疼痛是不可避免的，如果看见其他孕妈妈很痛苦，在你还没有临产时，尽可能帮助她们，精神上支持和鼓励她们，体力上帮助她们，一句鼓励的话语胜过冬天的暖阳，产后你们会成为很好的朋友。

超过预产期容易出现意外吗？

超过预产期时焦虑是有道理的，如果听从医生的忠告定期产检，就是过了预产期也不用担心。意外离我们很近又很远，只要自己数好胎动、定期产检做胎心监护、复查超声正常、羊水在正常范围内，过预产期1周也没有关系。相信医务人员会尽全力保证孕妈妈和胎宝宝的安全。

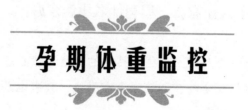

孕 期 体 重 监 控

孕期体重增加多少合适？

国际上常用的体重指数 BMI 是衡量是否肥胖的重要指标。孕妈妈可以根

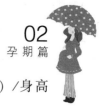

据孕前体重，按公式计算自己的 BMI 指数：BMI = 体重（千克）/身高（米）^{2}，再确定孕期的增重标准。

孕妈妈 BMI 在 18.5 以下为体重偏轻，孕期体重增加 12.5 公斤；

孕妈妈 BMI 在 18.5 ~ 25 之间为体重正常，孕期体重增加 10 ~ 12.5 公斤；

孕妈妈 BMI 在 25 ~ 30 之间为体重偏重，孕期体重增加 5 ~ 7 公斤；

孕妈妈 BMI 大于 30 为肥胖，体重增加需要咨询医生，严格控制。

例如，孕妈妈孕前体重为 50 千克，身高 1.6 米，BMI 指数为 $50/1.6^2 = 21.48$，为正常体重孕妈妈。孕期体重适合增长的幅度是 10 ~ 12.5 公斤。一般在怀孕头 3 个月，体重每月增加 0.5 公斤左右，接下来体重每月增加不宜超过 2 公斤，而且 1 周不要超过 0.5 公斤。妊娠 7 ~ 8 个月时，体重增长速度逐渐放慢。

 分娩时的理想体重应该是多少?

孕妈妈分娩时的理想体重 =（妊娠前的 BMI × 0.88 + 6.65）× 身高（米）^{2}。

例如，身高 155 厘米、孕前体重 50 公斤的孕妈妈，到分娩时的理想体重为 60 公斤；孕前 60 公斤的孕妈妈分娩时理想体重为 69 公斤；孕前 70 公斤的孕妈妈分娩时理想体重为 78 公斤。

孕期孕妈妈体重在饮食调整下，一周的体重增加幅度不超过 0.5 公斤为好。一周之内体重增加超过 0.5 公斤并且出现浮肿时，是否合并妊娠高血压及其他问题，请咨询医生。

 孕期体重增加超标对孕妈妈的危害有哪些?

超重的孕妈妈容易患上妊娠并发症，包括妊娠高血压疾病、妊娠期糖尿病、血栓形成、产后抑郁症。同时分娩巨大宝宝的概率增加，导致阴道难产

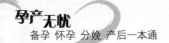
率增加，产后出血、感染概率增加。由于孕妈妈身体脂肪蓄积，产道阻力增大，自然分娩时造成组织弹性减弱，容易出现宫缩乏力、大出血及新生儿窒息等。剖宫产时由于腹壁脂肪厚，手术视野暴露不充分，导致胎宝宝取出困难、新生儿窒息、新生儿骨折、新生儿神经损伤、新生儿死亡等等。

孕期体重增加超标对胎宝宝和新生儿未来的危害有哪些？

体重超标的孕妈妈所生的胎宝宝，因为容易难产，胎宝宝产伤发病率增高，包括新生儿颅内出血、锁骨骨折、臂丛神经损伤、麻痹、窒息、死亡等。还可见胎儿宫内生长受限、分娩出低体重儿，这可能与脂肪沉积影响胎盘功能有关。

肥胖妈妈所生的新生儿，成年后容易得 II 型糖尿病，高脂血症、心血管疾病的发病率也高于正常体重的人群所生的孩子。

孕期体重增长过少对胎宝宝有危害吗？

孕期孕妈妈如果一味地将体重控制得过低，容易生出低体重儿。体重低于 2500 克的新生儿称为低体重儿。这样的新生儿皮下脂肪少，保温能力差，呼吸功能和代谢功能都比较弱，容易出现感染，死亡率比体重正常的新生儿要高，智力发展也会受到一定的影响。胎宝宝营养不足，出生后体弱多病，增加了小儿养育的困难。并且胎宝宝太小不能耐受分娩时宫腔的压力，很容易出现胎心变化，增加了剖宫产的概率。

孕妈妈身材比较矮小，该如何控制孕期体重？

身材矮小的孕妈妈在孕期一定控制好体重。身材矮小的孕妈妈骨盆狭窄的概率比正常身高的孕妈妈发生率要高。骨盆狭窄就容易引起难产，如果孕

妈妈体重控制不好，胎宝宝体重稍微大点，剖宫产的概率就大大增加。

孕期怎么吃，既有营养又能控制体重呢？

　　孕期孕妈妈的营养问题是一个大问题。吃得既有营养又能控制体重，这确实不容易，需要孕妈妈在孕期控制好自己的食欲，不是大吃大喝，而是有选择地吃，吃得好并且吃得少，食物需要多样化，均衡营养，少食多餐，每天最好在同一时间称体重，并记录下来，一目了然地知道体重增长的幅度。饮食调整了，还要适当增加运动量，这样才能很好地控制孕期体重。

超重孕妈妈如何运动？可以减肥吗？

　　肥胖的孕妈妈通过饮食调整后，还需要适度地运动，运动不能剧烈、不需要很大的运动量。运动应在有保护的情况下进行。剧烈程度和运动方式要听取医生的建议，以免对孕妈妈和胎宝宝造成不必要的伤害，增加妊娠的风险。再者家人可以共同参与运动，帮助孕妈妈控制体重。

　　但孕期孕妈妈是不可以减肥的，在孕期使用任何手段减肥都是危险的。无论使用什么减肥方式：不吃饭、少吃饭或吃减肥药物都会对孕妈妈大脑的饮食中枢造成抑制作用，有的减肥药物还含有有毒物质，影响胎宝宝的发育，造成孕妈妈孕期营养不足，导致胎宝宝营养不良和畸形。

超标的体重能减下来吗？缺少运动和体重超标有关吗？

　　孕期孕妈妈体重超标危害大，但是想把已经增上去的体重减下来，比较困难并且不可行。孕妈妈不能不吃饭，不吃饭会影响孕妈妈自身的营养和日常的生活，也会造成胎儿营养不良和宫内发育迟缓。

　　孕期孕妈妈体重超标跟没有运动有一定的关系。

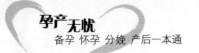

所以孕期可以适当运动，需要提醒的是运动一定量力而行，适可而止，不要为了减体重而忽视安全和休息，不要过度运动，以免伤害孕妈妈。

孕 期 禁 忌

孕妈妈需要避免哪些不良心理?

烦躁心理：孕妈妈因妊娠反应而心情恶劣，烦闷不安。建议孕妈妈保持心情舒畅、情绪稳定，保持心理平衡。

担心心理：孕妈妈担心胎宝宝的健康，忧心会不会畸形。建议孕妈妈把担心说出来，告诉医生和家人，依靠科学的手段来确定，不要盲目担心。

抑郁心理：会造成孕妈妈失眠、厌食、性功能减退和自主神经功能紊乱，对胎宝宝的生长不利。建议孕妈妈通过聊天、发微博、记日记、积极沟通等方式来缓解孕期抑郁，但是严重抑郁时要到精神卫生科门诊治疗。

淡漠心理：孕期孕妈妈的注意力在胎宝宝身上，可能只关心体内的胎宝宝而对其他事情漠不关心，这样势必会影响夫妻感情。建议不必过分在意胎宝宝，适当的时候孕妈妈可以把注意力多放在关心家人上。

依赖心理：总希望丈夫能时时陪在身边，过分依赖丈夫或母亲。建议孕妈妈应体谅丈夫，学会自强自立，学会在心理上进行自我调节和自我平衡。

暴躁心理：有些孕妈妈怀孕后，爱发脾气。孕妈妈发怒时，血液中的激素和有害化学物质浓度剧增，并通过"胎盘屏障"，使胎宝宝直接受害，在孕7～10周时，孕妈妈经常发怒，可能造成胎宝宝腭裂和兔唇畸形。

猜想心理：总猜想胎宝宝是男孩还是女孩，担心宝宝的性别给自己的压力（来自夫家），无形中给孕妇造成心理负担。其实，胎宝宝的性别不是重要的，健康才是最重要的。

羞怯心理：怕别人看出自己怀孕了，羞于出现在公共场所。这完全是不必要的，怀孕是一件很高兴的事情，应该大大方方地告诉其他人，让他们一起分享你孕期的忧虑和快乐。

焦急心理：期盼胎宝宝的来临又担心胎宝宝的发育，整天焦躁不安。很多事是水到渠成，焦急不解决问题，该生的时候是挡不住的，孕妈妈应放宽心。

紧张心理：听信长辈的话，对分娩产生恐惧，非常惧怕分娩。其实，绝大多数孕妈妈都是可以阴道分娩的，疼痛是可以忍受的，必要时在分娩前咨询医院有无无痛分娩。

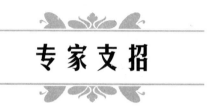

专 家 支 招

 孕期缓解心理压力最好的方法是继续工作，这一说法对吗？

工作能缓解妊娠反应，多数孕妈妈怀孕初期会出现恶心、呕吐、乏力等不适。专心工作是分散注意力的有效方法。上班族因为作息时间相对规律，妊娠反应也会减轻。美国《纽约每日新闻报》提醒，坚持工作能让孕妈妈们获益良多。

一是避免胡思乱想。由于激素变化，很多孕妈妈容易心情烦躁、过度焦虑、担心宝宝是否健康等。特别在一个人独处时会明显加重，工作的忙碌会冲淡这种担忧，工作时人们会更容易控制情绪。

二是能使孕妈妈心态更积极。不仅能使孕妈妈保留原来的社交圈，而且多数人会相对关照、体谅孕妈妈。这种"众星捧月"般的友善待遇，能让孕妈妈们更快乐、积极。

三是促进消化功能。孕妈妈孕期胃肠蠕动减弱，容易出现腹泻、便秘等消化系统不适。如果没有工作的动力，人容易犯懒不动，胃肠道更易出现问题。上班是促进运动、缓解不适的良好手段。

第四，坚持上班，有利于拓展骨盆、增强腹部与腿部的韧劲，易于保持体重和体形，从而使分娩更顺利，产后恢复更快。工作也能使孕妈妈心理承受能力更强，更加坦然地面对分娩。

但是工作强度要适度，如果工作强度较大或工作环境比较危险，比如每天要站立或行走 4 小时以上，或需要接触一些有毒有害物质，则要注意提前休息，远离危险环境。

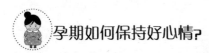

孕期如何保持好心情？

从饮食着手缓解孕妈妈的消极情绪：应避免过多进食肉、鱼、巧克力、甜食等。过量地食用这些食物可使体液酸性化，血中儿茶酚胺水平增高，出现烦躁不安、爱发脾气、容易伤感等消极情绪。

坚持上班保持好心情：如果不是习惯性流产、高龄产妇等特殊情况，一般的上班族孕妈妈应坚持正常上班，不但能够与同事、朋友等保持接触，还会增加活动的机会，孕妈妈的心情、身体状况都会比较好，尤其在孕晚期，适当的运动会使孕妈妈生产时更加顺利。

参加孕妈妈聚会：把自己的孕期心情告诉大家，让他们帮你分析，就会觉得事情远没那么可怕，也会卸下思想包袱。还可以学习与孕产有关的知识，对各种异常情况的预防和处理措施有所了解，做到心中有数。孕妈妈的心情自然也会快乐起来。

营造温馨浪漫的居家环境：怀孕后，在房间的布置上做一些调整，适当添一些婴儿物品，让可爱的婴儿小物件（婴儿的衣服、浴巾等）提醒你，一个小生命即将来到身边。还可在床头的上方贴漂亮的婴儿画报，空闲的时候一边看着画，一边想象自己的宝宝可爱、动人。

听轻松愉快的音乐：音乐不仅能促进胎宝宝的身心发育，对孕妈妈本身也能起到一定的放松作用。轻松愉快的乐曲，可以使胎宝宝的心率趋于稳定。每天花几十分钟静静地享受轻松愉快的旋律，有利于保持心情舒畅。

别忽略了打扮自己：不要因为怀孕腰身越来越圆，就忽略了红、橘、黄等暖色系的衣服，时尚的衣服不仅能让孕妈妈的心情愉悦，也能使身边的朋友、家人感到亲切和舒服。在款式上，孕妈妈感觉舒适大方就可以。

 怀孕分娩给孕妈妈的身心带来哪些好处？

怀孕分娩可降低多种妇科疾病的发生风险：怀孕期间卵巢会自动停止排卵，对于勤恳工作的卵巢来说，这是一种不错的放松和休息。而女性一直不生育，卵巢就必须坚持工作，其患卵巢癌的风险比做过妈妈的女性更大。流行病学研究表明，未生育过的女性发生乳腺癌的危险为生育者的 2 倍。妇女分娩后正确哺乳能保持乳腺的通畅，对乳腺癌的发生有预防作用。如果极少哺乳或从未哺乳，易导致乳房积乳，患乳腺癌的风险明显增加。

生育可治痛经及月经不调：很多女性痛经，有的甚至会痛至呕吐、晕厥。孕期断经后，女性的月经又会恢复。但是，这次却有一个变化：令人烦恼的痛经减少甚至消失了。此外，有些女性长期月经不调，但经过十月怀胎的艰辛历程之后，不少人发现，困扰自己多年的月经不调竟然不治而愈。原来，在孕育宝宝的过程中，女性的身体如子宫、乳房会经过一个再次发育的过程，内分泌也能得到自发的调节，痛经自然也会得到改善。

做妈妈让女性更美丽：生活中，常见有些女性怀孕后变得容光焕发。怀孕期间，绝大多数孕妈妈都会变得更美。经过孕前孕期的细心调理，这种美丽会一直延续到生产之后，因为孕期女性基础代谢会增加，身体的内分泌能得到更好的调节，雌激素水平升高，导致皮肤更光洁、弹性更好。

怀孕分娩坐月子是改善女性体质的好时机：对于身体虚弱的女性来说，怀孕分娩坐月子期间休息更多，身体更易接受调节，是休养身心的好机会。

怀孕生子可推迟更年期：孕育孩子的过程会让卵巢暂停排卵，直到哺乳后的第 4 至 6 个月才恢复。这期间，大约有 20 个卵子推迟了排出时间，这会使卵巢的衰退时间推迟，从而让更年期推迟。

怀孕分娩让女性股骨更强壮：美国一项研究发现，女性每生育一次，就有助于降低 9% 的骨折风险。科学家推论，母亲在怀孕过程中体位发生自然改变，身体的施力点产生了变化，影响股骨支撑的力学结构，最终强化了产妇的股骨支撑，因而让妈妈们拥有更加强壮的股骨。

宝宝做纽带，更易安然度过"七年之痒"：当新婚时的甜蜜日趋平淡，很多丈夫和妻子会经历"七年之痒"。如果这时正在共同养育宝宝，就会不一样了。宝宝是夫妻之间最稳固的纽带，在照顾宝宝、陪伴宝宝成长的过程中，夫妻俩齐心协力，更容易找到共同关心的话题，夫妻间的感情会更加融洽。

怀孕后职业形象会受到影响吗?

职场中的孕妈妈，如果能够保持良好的精神状态，会让大家感觉很舒服，相反，外表臃肿、动作不灵活的孕妈妈，不但会让大家感觉和孕前形象有一点格格不入，也会让身边的年轻女性对未来的生育充满恐惧。

也许同事和上司会为你怀孕而感到开心，但职场毕竟有无情的一面。尽管你可能会因为怀孕而降低工作效率，但得体的外表还是会让大家感觉到你仍旧是整个工作中的一部分，这对延续孕妈妈的职场形象，保证孕妈妈在产后迅速恢复工作角色有一定的帮助。此外，在职场的孕妈妈们要注意调整好自己的心态，避免工作中不良情绪的发生。

为什么要做孕美人?

女人爱美丽，孕妈妈是女人，所以孕妈妈也爱美丽。认为一怀孕就理所应当不用考虑是不是漂亮的想法是错误的。孕妈妈身体会有很多的不便，也会因此受到更多照顾，但孕妈妈不是病人，并不会因为怀孕而改变在家庭中的位置，还是丈夫的妻子和父母的女儿，是别人的朋友或者职场的一员，多种角色仍在继续着。

孕妈妈是更有女人味的女人，怀孕只是妈妈们万里长征的第一步，接下来的漫长岁月，有比怀孕带来的不便更让人苦恼的很多事情，如果怀孕已经让你衣衫不整，别人又怎么能相信你会做一个优秀的妈妈呢？

怀孕后，不但孕妈妈自己紧张，家人的精神都会跟着紧张，用点心思去打扮自己，对缓解这样的紧张情绪有好处。一个快乐的妈妈，是幸福家庭中最关键的元素。

孕妈妈可以做瑜伽吗？

孕妈妈经常会感觉到呼吸急促，这主要是因为血液循环加快，另外很多孕妈妈还会有静脉曲张的问题，小腿会水肿，腰酸腿痛，这些问题，都能通过瑜伽来解决。瑜伽还可以改善孕妈妈骨盆和关节的状况，帮助孕妈妈分娩。很多医院推行的孕妇操，其实其中的一些动作和瑜伽是一样的。

瑜伽可以让孕妈妈变得更漂亮，可以帮助孕妈妈改善体态，缓解孕妈妈的心理压力。有一个放松的心情最重要，一个紧张的孕妈妈无论是神情还是动作，肯定都不够自如，而一个心理放松的孕妈妈，看上去都会神情愉快，动作轻巧。

大部分孕妈妈对瑜伽的作用认识比较多，但大部分人还不能接受孕期练瑜伽的建议，在国外，孕妈妈练瑜伽的很多，还有夫妻一起练习的，也有专门帮助生产的瑜伽课程。

孕妈妈如何护肤和修饰自己？

孕期孕妈妈护肤其实相当重要。对于孕妈妈个人来说，最常见的皮肤问题就是斑和妊娠纹，而无论是脸上的斑点还是身体的妊娠纹，往往初期护理效果最好，等生过孩子再来护理，往往就来不及了。最好的方法就是从怀孕5

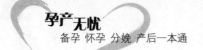

个月开始，就在身体上涂专门的乳液，避免妊娠纹的出现。

孕妈妈的常见误区是不涂任何护肤品。皮肤对人的身体有保护作用，有质量保证的护肤品不会通过皮肤影响胎宝宝的健康。如果不涂防晒产品，就要尽量减少在太阳底下曝晒的机会，晒太多太阳会引发皮肤问题。怀孕的时候，护肤品可以一直使用。护肤品的选择还是相当关键，选择可靠的品牌，尤其是孕妈妈的专业护肤品，可以保证孕期的安全。如果是去医院做产检，就最好不要用太多护肤品，因为医生会根据你的脸色来判断健康的情况，不要用彩妆或者护肤品误导医生。防晒、防止嘴唇干裂、防止斑点和妊娠纹是孕妈妈最重要的美容课程。另外乳头的护养也是必不可少的，要注意防止乳头干裂和内陷，才能够保证将来你的小宝宝可以顺利吃到母乳。

孕妈妈适当修饰可以让自己看上去更精神。爱美的孕妈妈们可以修剪一个精神的发型，但千万不要到不正规的美发店里面按摩，因为美发店里面的按摩手法是生活美容的方法，一般没有经过专业的医学培训，可能会对孕妈妈的身体造成伤害。在着装上，选择适合自己的衣服，宽松、大方、舒适、透气性好即可，避免选择到脚背的长裙，上下楼很容易绊倒自己，不建议选择紧身衣物，不利于胎宝宝的发育。

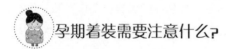

孕期着装需要注意什么？

孕妈妈选择衣物，布料应选择棉、麻，吸汗又透气，布料还应该有弹性，可以被撑开，腹部变大也可以穿得下。孕晚期宽松的上衣，可以挡住逐渐隆起的腹部。

孕妈妈应该多选择几类服装，配合各个场合的需要。比如可以选择运动装，针织面料的就很舒服，上下一套已经搭配好，可以散步的时候穿，也可以做家居服。职场中的孕妈妈可以选择职业装，衬衫样式简洁或加一点花边，相对修身，显得比较庄重。休闲装也是很多孕妈妈喜欢选择的，因为方便。

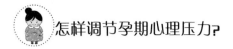

怎样调节孕期心理压力？

怀孕是每一个母亲都必须经历的过程。女性怀孕后身体发生了一系列的变化，体内的激素水平与非孕期相比有很大变化。此外，女性在孕期心理活动会有许多改变，心里有喜有忧，喜的是自己即将有孩子了，忧的是不知自己如何度过怀孕的十个月。

孕期的女性有时会发生很大的改变，好像变成了另一个人似的，平时温柔、善解人意的变得脾气暴躁、易怒、不通人情。遇到这种情况，丈夫应充分体谅妻子的难处。孕期的女性，原来优美的身材和美丽的容貌都有些改变，难免会感到不安；另外体内的激素水平发生变化，会使其性格与平时稍有差别。怀孕对多数女性来说是第一次，不管是在工作或者生活中会有许多意想不到的困难，此时的女性需要的是丈夫的体贴和谅解，丈夫的温柔会使孕妇感到面对困难的不仅仅是自己，还有另外一个人同样在面对着困难，自己并不是孤单一人。

孕妇自己也应充分了解孕期身体发生的变化，在心情烦闷的时候听听音乐，看看书或出去散散步，均有助于排解不良的情绪。同时，也应充分地体谅丈夫的难处，丈夫在工作过后，还要照顾自己，对方也同样是面对诸多困难，妻子应尽量少发脾气。

此外，保持温馨的家庭气氛也很重要，家人对孕妇过于冷漠或过度关心，会无形中增加她的思想负担。只有孕妈妈保持适度的心理环境，才能安全愉快地度过"怀胎十月"，以最美丽的微笑迎接健康可爱的小宝宝。

孕期要避免哪些心理？

远离暴躁心理：恼人的孕期反应，让孕妈妈莫名地烦躁，总觉得有一股无名火需要发泄。同事办事拖拉，与老公沟通不畅，都会成为你的情绪发泄点。发泄不但不会带给你任何好处，而且会危害胎儿的健康。研究表

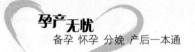

明，孕妈妈发怒时血液里的有害化学物质会剧增，并通过胎盘使胎儿受害，严重时可造成兔唇。怀孕后，可适当放慢你的脚步，调整好自己的心情，保持情绪稳定。试着听一些舒缓的音乐，会让你保持心情舒畅和情绪稳定。

不要争强好胜：孕期你可能发现，一些以前在单位能独立完成的工作，现在力不从心；在家里，很多事情自己心有余而力不足。失落感是难免的，但是这时完全不必过于焦急、担心。适当的放弃能使你更加从容地应对孕期反应，再大的名利诱惑也没有一个健康的宝宝来得重要。

切忌胡思乱想：孕妈妈关心的问题太多了，有时难免会一个人胡思乱想。尤其是随着胎儿的长大，孕妈妈行动愈来愈不便，聚会、活动的时间减少了，独处的时间增加了，胡思乱想、莫名忧郁的时间也越来越多，严重时会造成失眠、厌食等不利于宝宝生长的情况。要克服想得多的天性，有问题可以找医生咨询、检查，避免庸人自扰。

避免过分紧张与过分依赖：老人们说，女人生孩子，就是一只脚跨入了鬼门关；生过小孩的同事也说，没有比分娩更痛苦的事情了。每天浏览情感类博客，脑子里充斥着负面信息，对于老公，你比之前更依赖了。老公除了上班，必须时时陪在你身边，手机更是 24 小时随时待命。其实，你完全没必要这么紧张，因为怀孕扰乱你的日常生活是不应该的。

孕妈妈日常生活中如何保健?

孕妈妈要养成早睡早起的习惯。根据中医学的说法，晚上 11 点以前入睡是最佳的睡眠时间。每天保证睡眠时间 8 小时以上，让自己的身体保持在最佳状态，养成良好卫生习惯，回家时先漱口、洗手，保持干净，预防感冒。洗澡用淋浴，时间不宜过长；做适当的家务和体育锻炼；不穿高跟鞋，衣着宽松舒适，最好是棉质的；孕期戒除吸烟喝酒的习惯。

可以散步、游泳、练太极拳、做体操等，运动时间不用太长，半小时左右即可。适当远离放射线、电磁辐射、猫狗等宠物，避免感冒。

推荐食谱

孕期水肿的推荐食谱

核桃糙米浆

原料：糙米 100 克，熟花生仁、核桃各 20 克，水 1800 毫升，砂糖 2 大匙。

做法：糙米洗净后浸泡 1 小时备用。将糙米、花生仁、核桃和 800 毫升水放入豆浆机中搅打成浆。再加入 1000 毫升水，用小火煮至沸腾，加入砂糖，搅拌至糖融化即可。

功效：预防水肿，补气养血。

虾米炒芹菜

原料：虾米 10 克，芹菜 200 克，植物油、酱油各适量。

做法：将虾米用温水浸泡；芹菜洗净切成短段，用开水烫过；锅置火上，放油烧热，下芹菜快炒，并放入虾米、酱油，用旺火快炒几下即成。此菜含钙、铁、磷丰富，清爽可口。

功效：预防水肿，补气养血。

蒜香芦笋

原料：芦笋适量、蒜头 2 瓣、橄榄油 2 匙、蚝油 2 小匙。

做法：芦笋洗净切段，以滚水汆烫。蒜头去膜切末，备用。热油锅，加入蒜末、蚝油拌炒，蒜末成金黄色即起锅，淋至芦笋上即完成。

蒜味冬瓜鸡盅

原料：鸡腿 1 个、冬瓜适量、蛤蜊 5 粒、姜 10 克、蒜头 3 瓣、开水 2 碗、盐 1 小匙。

做法：将鸡腿洗净切块，冬瓜洗净切块，蛤蜊进水吐沙，姜洗净切丝，蒜头洗净去膜备用；将上述材料倒入碗中，加入开水、盐后，放入电锅中蒸煮 20 分钟。

丝瓜蛤蜊

原料：蛤蜊600克，丝瓜一根，嫩姜10克，枸杞子适量，盐1/4小匙，橄榄油1匙。

做法：丝瓜削皮，切成块状；嫩姜切丝；蛤蜊泡水吐沙后洗净。油锅烧热，依次放入丝瓜、蛤蜊、枸杞子与姜丝快炒；待食材快炒熟时，盖上锅盖焖熟，加入适量盐拌匀后即可食用。

功效：蛤蜊含大量的碘，可促进胎宝宝生长发育，通乳腺、消水肿，怀孕初期孕妈妈可增加碘的摄取。丝瓜性温凉，含B族维生素、氨基酸、糖类、蛋白质和脂肪，对筋骨酸痛很有疗效，可祛风化痰、凉血解毒及利尿，对孕妈妈手脚水肿、腰腿疼痛都有一定功效。

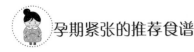孕期紧张的推荐食谱

什锦豆腐

原料： 豆腐、豌豆、玉米粒、香菇、木耳、胡萝卜、酱油、盐、糖、鸡精、淀粉各适量。

做法： 豆腐切片。锅中放水，大火烧开，将豆腐和香菇、豌豆、玉米、胡萝卜焯一下；倒入油，烧至6成热，将豆腐片下锅煎至两面金黄，盛出控油备用；起锅，放葱炒出香味后，将香菇、豌豆、玉米粒、胡萝卜和木耳入锅煸炒一下，然后再放入豆腐片；随后倒入泡香菇的汤、一点点老抽、少许糖和少许盐，继续翻炒1分钟。最后，用水淀粉勾芡，加点鸡精即可。

功效： 豆腐能补脾益胃、清热润燥、利小便、解热毒，对紧张情绪有一定的缓解作用，加上香菇的芳香，作用更加明显。

洋葱蒸排骨

原料： 排骨、洋葱、冰糖、盐、料酒、植物油各适量。

做法： 将排骨洗净、切块，放入滚水中烫5分钟后取出；洋葱剥皮洗净，切碎备用；油锅加热，放入洋葱翻炒，待洋葱炒软后，加入排骨同炒；放入盐、冰糖、料酒，继续翻炒3分钟；从锅中取出洋葱排骨，上锅蒸15分钟左右即可食用。

功效： 洋葱中的有效成分有稀释血液浓度、改善大脑供氧状况的作用，因此，食用洋葱利于消除紧张。

小米香菇粥

原料： 小米、香菇、盐各适量。

做法： 将小米洗净，加少许色拉油拌匀腌1小时左右，香菇洗净略泡后切丝；锅置火上，加入适量水，烧开后放入小米煮熟；加入香菇丝拌匀后再烧开，最后下盐调味即可。

功效： 小米富含人体所需的氨基酸及其他优质蛋白质、各种矿物质、胡萝卜素等，常喝可调节内分泌，松弛神经。

香蕉薄饼

原料：香蕉 1 根、面粉 300 克、鸡蛋 1 个、白醋 10 克、白糖 5 克、盐 4 克、味精 1 克。

做法：鸡蛋打匀，放入捣成泥的香蕉，加水和面粉调成面糊；放入葱花、盐、味精搅匀；锅烧热，放入少许油，将面糊倒入锅内，摊薄饼，两面煎至金黄色即可。

功效：特别适合孕早期的孕妈妈食用，能提供丰富的营养。

莴笋片炒肉

原料：莴笋 300 克，瘦猪肉 150 克，酱油、盐、鸡精、葱段、姜片各适量。

做法：将莴笋去皮，洗干净，切成薄片；瘦猪肉洗净，切片；锅中油烧至八成热，爆香葱段和姜片，再加入瘦猪肉片翻炒；待瘦肉炒至变色时放入莴笋片，翻炒 1 分钟，再放入盐、酱油，继续翻炒 3 分钟，出锅前加入鸡精调味。

功效：莴笋含钾量较高，有利于促进排尿，它还含有碘元素，具有镇定作用，莴笋中丰富的氟元素可促进牙齿和骨骼的生长。猪肉有利于缓解孕妈妈紧张焦虑的情绪，帮助睡眠，同时还有补中益气、养血补血的功效。

 缓解妊娠呕吐的推荐食谱

白萝卜饼

原料：白萝卜、面粉各 150 克，猪瘦肉 100 克；姜、葱、盐、植物油。

做法：白萝卜洗净，切丝，用油翻炒至五成熟，备用；猪瘦肉洗净，剁碎，加白萝卜丝、调料，调成白萝卜馅；将面粉加水和成面团，揪成面剂，擀成薄片，包入萝卜馅，制成夹心小饼；锅置火上倒植物油烧热，放入小饼烙熟即可。

韭菜生姜汁

原料：韭菜 45 克、嫩姜 1 根；白糖适量。

做法：韭菜择洗干净，切成小段；嫩姜洗净，切小段；在韭菜、嫩姜中加白糖，加水一起放入果汁机中打碎，去渣留汁即可。

香菜萝卜

原料: 白萝卜1200克;香菜、植物油、盐、味精适量。

做法: 白萝卜洗净,去皮,切成片;香菜洗净,切成小段,锅倒油烧热,下入白萝卜片煸炒片刻,炒透后加适量盐,小火烧至烂熟时,再放入香菜、味精即可。

胡椒葱段鲫鱼

原料: 鲫鱼1条;味精、胡椒粉、姜、葱、植物油、盐、料酒、淀粉适量。

做法: 鱼处理干净,用清水洗净,沥水;葱洗净,切成段;姜去皮,洗净,切丝;把植物油、盐拌匀纳入鱼腹,用淀粉封刀口,把葱段、姜丝铺在鱼身上,放入少许料酒和味精,撒上胡椒粉,隔水蒸熟食用。

粟米丸子

原料: 粟米粉200克,盐适量。

做法: 将粟米粉加适量清水,揉成粉团,再用手搓成长条状,做成小丸子,备用;锅置火上,加入适量清水,大火煮沸,将丸子下入锅内,小火煮至丸子浮在水面后再煮3~4分钟,加盐调味即可。

嫩姜拌莴笋

原料: 嫩姜50克,莴笋200克,芥末仁150克,精盐5克,香油10克,白糖10克,香醋20克,酱油5克,味精2克。

做法: ①莴笋削去皮,切成长8厘米、粗1厘米的条,加精盐拌匀腌渍2小时,去其苦味,取出洗净,在沸水锅中略焯,控干后,加白糖5克、香醋10克、味精1克腌渍。②芥末仁(芥末粗老的茎,撕去其表皮后的嫩茎)切成长8厘米、粗1厘米的长条,放在沸水锅中焯熟,加酱油、白糖5克、味精1克、香醋5克腌渍2小时。③嫩姜刮去皮,切细丝,浸泡后,加醋5克腌渍半小时。④以上材料放在一起拌匀,淋上香油即成。

功效: 能够帮助孕妈妈有效地健胃止呕、化痰,增进食欲。姜性温热,含挥发油脂、维生素A、维生素C、淀粉及大量纤维。有温暖、兴奋、发汗、止呕、解毒等作用,且可治伤风和感冒等。孕妈妈在怀孕早期出现孕吐时,可适量食姜。

蒜烧石斑鱼

原料： 石斑鱼650克，大蒜50克，姜5克，盐4克，味精2克，白糖2克，鸡精2克，香油5克，炼制猪油30克。

做法： 将石斑鱼宰杀去内脏洗净；蒜剥皮去头尾；锅中下猪油烧热，放入大蒜过油，捞出待用；锅中下香油，掺鲜汤，下盐、姜、白糖、鸡精烧出味，捞去料渣；放入石斑鱼和蒜，待两者熟透入味时，起锅装盘即成。

功效： 石斑鱼的蛋白质含量充足，含有大量磷、碘及维生素等，多吃有益补充营养。此道菜可以用于补虚养身和调理肠胃不适。大蒜性温，含挥发性的蒜辣素和脂肪油，有刺激性，同时有杀菌作用，对感冒、腹泻及肉类食物中毒有很大的功效，孕妈妈适量食用，可以防止饮食不洁而引起的胃肠道不适。

有利于止吐的食物

姜
切薄片，加糖、盐稍渍，恶心欲吐时含食或嚼食一片。

甘蔗
可用甘蔗汁30~50毫升，加生姜汁5滴，晨起空腹徐饮。

橘皮
橘皮10克，生姜10克，加红糖煮开代茶饮。

紫苏叶
泡茶饮，也可烹调鱼、肉、虾时加入鲜紫苏叶4~5片。

芦根
煎水代茶饮。

萝卜
生嚼数片，或绞汁饮服。

冬瓜
宜用冬瓜煨食，有清热、化痰、和胃的作用。

苏姜陈皮茶

原料： 苏梗6克、陈皮3克、生姜2克、红茶1克。

做法： 将前3味剪碎，与红茶一同用沸水冲泡，加盖焖10分钟。当茶温饮。

功效： 可理气和胃、降逆安胎。

砂仁藿香粥

原料： 砂仁5克，藿香10克，大米100克，白糖适量。

做法： 先把砂仁研成细末备用，把藿香择净，放砂锅内加水浸泡10分钟后，水煎取其汁；加入大米熬成粥，粥熟时加入砂仁末和白糖，再煮1~2沸即成。每日1剂，连续服3~5天。

功效： 能和中止呕，适用于妇女妊娠呕吐。

 孕期贫血的推荐食谱

猪肝炒菠菜

原料： 菠菜200克，猪肝300克，海米5克，香菜10克，姜、蒜、料酒、酱油、醋、蒜泥、香油、鸡精各适量。

做法： 将猪肝切成小薄片；海米用温水浸泡好；香菜切成碎末；将菠菜择洗干净，切成3厘米的段，放入开水中烫一下捞出，再放入冷水中浸泡，冷却后沥净水；锅内放油，烧至七成热，先将姜、蒜煸香，再放入料酒、酱油、醋、蒜泥、猪肝翻炒。最后放入海米、菠菜、香菜炒匀，淋上香油，撒上鸡精即可。

功效： 猪肝和菠菜都含有丰富的铁质，可以预防贫血，并对孕妈妈缺铁性贫血有较好的辅助治疗作用。菠菜性热，含维生素A、维生素C、大量叶绿素及丰富的铁质，能平衡内分泌功能、消除疲劳，适合贫血的孕妈妈。

注意： 菠菜中的草酸会伤胃，食用时必须用热水焯过或鲜奶泡过，而且建议孕妈妈们不可过量食用，应适量摄取。

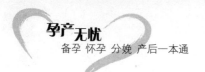

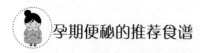孕期便秘的推荐食谱

凉拌芹菜

原料：芹菜 250 克，盐、香油适量。

做法：将芹菜去根去叶，洗净，切成 2 厘米长的段；放入开水锅内焯熟捞出，控去水分后放入盆内，趁热拌入食盐，淋入香油，拌匀后即可食用。

醋熘白菜

原料：白菜 250 克，醋 20 克，白糖、盐、酱油、葱、油适量。

做法：将白菜帮洗净，先切成 2 厘米宽的长条，再切成 3 厘米长的斜方片，用清油炒至八分熟，然后放入酱油、糖、醋、芡粉，炒拌均匀后出锅盛盘后食用。

蜜汁红薯

原料：红心红薯 250 克，冰糖及蜂蜜适量。

做法：先将红薯洗净去皮，切去两头，再切成约 1 厘米粗的寸条；锅里加水 200 克，放入冰糖并将其熬化，然后放入红薯和蜂蜜，烧开后，先弃去浮沫，然后用小火焖熟，待汤汁黏稠时，先夹出红薯条摆在盘内成花朵状，再浇上原汁即可食用。

芝麻粥

原料：芝麻 100 克，粳米 200 克。

做法：芝麻洗净炒熟研末，将芝麻末和粳米一同入锅加水熬粥，粥熟后加入白糖调匀即可食用，每日 2 次，可常服。

松子糯米粥

原料：松子仁 30 克，糯米 50 克，蜂蜜适量。

做法：将松子仁捣成泥状，同糯米加水，以文火煮成稀稠状，冲入蜂蜜，早起空腹、晚间睡前分 2 次温食，连用 3 日。

桂花糯米藕

原料： 鲜藕、糯米、桂花糖、蜂蜜各适量。

做法： 将鲜藕洗净，切下藕节一端留用；将糯米淘洗干净，浸泡2个小时后，捞起沥干水分，然后将糯米灌入藕孔中压实，灌满后盖回藕节，用牙签固定；将灌入糯米的鲜藕放入蒸锅，蒸至糯米藕熟；熟糯米藕晾凉后切片，淋上桂花糖和蜂蜜即可。

功效： 糯米给孕妈妈提供了充足的碳水化合物；鲜藕有养胃滋阴的功效；蜂蜜有润肠的作用，可缓解孕早期便秘的症状。

莲藕的营养价值：莲藕性温凉，含B族维生素、维生素C、蛋白质及大量淀粉，可以去热解凉。当孕妈妈出现喉咙痛、便秘时食用，可以缓解症状，帮助润肠排便，并能预防鼻子及牙龈出血。

 孕期腹胀的推荐食谱

卤鲜口蘑

原料： 新鲜口蘑300克，鸡汤50克，橄榄油10克，酱油5克，白糖5克，料酒、精盐、味精、葱、姜、水淀粉适量。

做法： 先将口蘑清洗干净，再切成片；将葱洗净切段，姜洗净切块并拍裂；在锅里放油，烧热后放葱末、姜块爆香，再放入酱油、料酒，加入鸡汤、精盐、味精、白糖；烧开后放入口蘑以小火烧三四分钟，改用旺火收汁，并放入些许水淀粉，汁挂匀后盛出即可。

功效： 吃起来滑润鲜香，富含蛋白质、脂肪及多种维生素、微量元素，有利于消化食物，帮助孕妈妈消除腹胀不适。

芝麻肉蛋卷

原料： 猪里脊肉150克，鸡蛋3个，白芝麻20克，盐、酱油、味精、葱、姜、面粉糊、淀粉、熟猪油、料酒适量。

做法： 先把葱、姜洗净并切成碎末，再将里脊肉剁成肉泥放在碗里，加入葱末、姜末、味精、精盐、料酒、酱油、鸡蛋1个，搅匀上劲成里脊肉馅；再把其余的2个鸡蛋打散在小碗里，加上水淀粉、精盐，放进锅里摊成3张蛋皮；把蛋皮放在案上铺开，把里脊肉馅放在上面，卷成条形蛋皮肉卷后封口，外面抹上面糊并蘸上芝麻；锅里放入猪油烧至六成热，投入蛋皮肉卷炸至金黄色捞出，切成段块即可食用。

功效： 吃起来外酥里嫩，口味鲜美。营养很丰富，可以帮助孕妈妈健脾助消化，消除积滞和腹胀。

糯米甜藕

原料： 干荷叶1张，糯米150克，藕3节，白糖150克，青梅适量。

做法： 先将藕洗净并切断一端，大约二三厘米长，再将糯米洗净后装进每一个藕眼里，拿筷子捅实后用竹签把藕节连上；锅里放水烧开，把藕放在里面煮并盖上荷叶，大约煮40分钟后取出稍晾；在炒锅里放入清水并放入白糖熬成糖汁，青梅切成小粒；将藕皮刮去，藕切成片后放入盘中浇上蜜汁，撒上青梅即成。

功效： 吃起来甜润清香，黏而不腻，具有补中益气的功效，适合消化不良、食欲不佳的孕妈妈。

青椒肚片

原料： 青椒400克，熟猪肚150克，蒜片10克，料酒12克，盐2克，醋2克，湿淀粉10克，汤25克，植物油20克。

做法： 猪肚、青椒均切成片。肚片下入加有醋的沸水中焯透捞出；锅内放油烧热，下入蒜片炝香，下入青椒煸炒；下入肚片、料酒、盐、汤炒匀至熟，用湿淀粉勾芡，出锅装盘即成。

功效： 为孕妈妈提供丰富的营养素，同时对孕妈妈腹胀现象有防治作用。

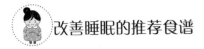改善睡眠的推荐食谱

枸杞叶芹菜粥

原料：粳米 75 克，枸杞叶 30 克，芹菜 60 克，盐 2 克。

做法：将新鲜芹菜洗净切碎；枸杞叶洗净、切碎；将粳米放入砂锅内，加水适量，煮成粥；再将芹菜、枸杞叶放入略煮片刻，加盐调味即成。

功效：芹菜可分离出一种碱性成分，对孕妇有镇静作用，有安神、除烦的功效。枸杞叶富含甜菜碱、芦丁，以及多种氨基酸和微量元素等，具有养肝明目、安神的保健作用。

枣竹灯芯粥

原料：枣仁 20 克，玉竹 20 克，灯芯草 6 克，糯米 200 克。

做法：先将枣仁、玉竹、灯芯草用纱布包扎，放入锅中，与糯米同煮成粥；捞出纱布包，即可食粥。

功效：枣仁养心安神；玉竹滋阴养液；灯芯草清心火；糯米养阴益气，和中健胃。四品共煮成粥，可养阴清火、安神镇静、和中除烦，服食时，可酌加冰糖。

八宝酿梨

原料：糯米饭 250 克，香水梨 6 只，糖莲子 50 克，糖冬瓜 25 克，瓜子仁 10 克，蜜枣 2 颗，红丝 3 克，绿丝 3 克，金橘饼 5 克，熟猪油 50 克，白糖 210 克，水淀粉 3 克，净水 25 克。

做法：将莲子、冬瓜、蜜枣、红丝、绿丝、金橘饼均切成碎粒，与瓜子仁一起放入糯米饭内，加入猪油、白糖 200 克拌匀；生梨去皮，顶盖连梨把切下，心子掏空，酿入拌好的糯米饭，盖上梨盖，上笼蒸熟后取出，装入圆盘内；净水下锅，加入白糖 10 克，待烧滚后，用水淀粉勾芡，起锅浇在梨上即成。

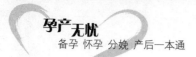

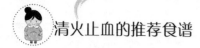

清火止血的推荐食谱

鲫鱼石膏煲豆腐

原料：鲫鱼1条约150克，豆腐200克，生石膏30克。

做法：将鱼宰好洗净后，与豆腐、石膏同放入锅内，加水适量煲1小时，以盐调味即可食用。有清肺热、降胃火、止鼻血的功效。

生地二根饮

原料：鲜生地、鲜白茅根各30克，鲜芦根50克。

做法：水煎服。每日1剂，代茶饮。

功效：连用7～10天，能清热凉血、止血。

鲜藕汁饮

原料：鲜藕300克，洗净。

做法：磨烂挤汁约50～100毫升；每次50毫升，用少量白糖调匀、炖滚后服。

功效：可清热解暑，凉血止血。

黄花菜瘦肉汤

原料：黄花菜30克（干品，浸泡洗净），瘦猪肉100克，蜜枣2枚。

做法：同入锅内，加水适量慢火炖1小时，以盐调味后食用。

功效：有清热平肝、润燥、止鼻血之效。

阿胶炖瘦肉

原料：阿胶6克，瘦肉30克（切片）。

做法：同放碗内，加适量开水，加盖隔水炖1小时，入少许食盐调味食用。

功效：有滋阴养血、止鼻血功能。

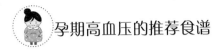

孕期高血压的推荐食谱

凉拌茄子

原料：茄子2条，大蒜1粒，葱1棵，酱油2/3小匙，黑醋1/2小匙，糖1/4小匙，淀粉1小匙。

做法：茄子洗净，切3~4厘米长段；葱洗净、大蒜去皮，均切末；茄子放入滚水中，大火煮软，捞起，沥干水分，平铺于盘中待凉；锅中倒入1/2小匙油烧热，爆香葱、姜末，加入酱油、黑醋、糖和1大匙水，中火煮滚，再加入淀粉勾芡，盛起时淋在茄子上即可。

功效：茄子可促进血液循环，具有清热、解毒功效，且可预防高血压，增强血管抵抗力。此菜热量虽低，但能带给人饱腹感。此外，茄子性寒，含维生素 B_1、维生素 B_2、胡萝卜素、蛋白质、脂肪及铁、磷、钠、钙等矿物质。可散血止痛、利尿解毒，预防血管硬化及高血压，患有妊高征的孕妈妈可适量食用，帮助平稳度过孕期。

孕期养颜的推荐食谱

蚝油香菇菜心

原料：香菇7朵，油菜心150克，色拉油适量，食盐少许，鸡精少许，葱少许，蒜少许，蚝油适量，水淀粉适量，白糖少许。

做法：小菜心洗净，香菇洗净去蒂；小菜心入沸水中焯水捞出控干水分；热锅倒油，放入切片的蒜瓣煸香，倒入控干水分的小菜心煸炒1分钟左右；将煸炒好的小菜心装盘；热锅倒入少许油，放入香菇翻炒片刻。加入3汤匙的水，盖上锅盖中火煮5分钟左右后放入1汤匙的蚝油炒匀；加入少许水淀粉勾薄芡，将香菇放在盘中菜叶上，将汤汁浇在装盘的香菇菜心上即可。

功效：香菇具有高蛋白、低脂肪、多糖、多种氨基酸和多种维生素，蚝油味道鲜美，蚝香浓郁，黏稠适度，营养价值极高。此道菜能帮助孕妈妈补充丰富的营养。菜心性温，含维生素A、B族维生素、维生素C、矿物质、叶绿素及蛋白质。对油性皮肤，色素不平衡，暗疮及粗糙皮肤有益。是孕期妈妈保持美丽的秘密武器。

Part

03

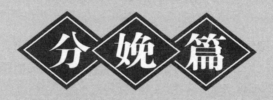

分娩篇

宝妈课堂

分娩禁忌

专家支招

生育过程是每位孕妈妈的身体本能，属于正常的生理过程。胎宝宝在孕妈妈肚子里 10 个月了，由一个微小的细胞发育为成熟胎儿，分娩过程中，子宫是一阵阵收缩，产道才能一点点地开，孕妈妈产道的阻力、子宫的收缩力相互作用，宝宝才能生下来，在这个过程中，给孕妈妈带来一些不适，是十分自然的现象，孕妈妈的勇敢心理和承受能力，也会传递给宝宝，是胎宝宝性格形成的最早期的教育。

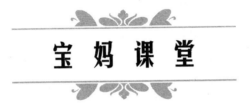

宝 妈 课 堂

孕妈妈分娩前身体有哪些变化?

足月的概念是指从妊娠期的第 37 周到第 42 周这一段时间。胎宝宝没有满 37 周就出生的叫作早产。这个时候的宝宝身体功能没有完全发育成熟，从母体出生后不能保持一个良好的稳定状态。胎儿在 42 周之后出生的叫作过期产。足月期出生的胎儿一般体重在 2.5 千克以上，体长在 48 厘米以上。宝宝的内脏、神经系统发育状况良好。一出生就会自主呼吸，会主动去吸妈妈的乳头，这些可以说明宝宝非常健康。

随着预产期的到来，宝宝会用自己的力量逐渐地将自己的头降至妈妈的骨盆。随着产道变柔软，子宫口也慢慢变软，逐渐打开。一旦进入了临产，因为宝宝的头已降至骨盆，孕妈妈会感觉到自己的耻骨附近（肚子的下方）有向外突出的感觉。如果按压孕妈妈的膀胱，会增加去卫生间的次数，由于压迫到了骨盆内的神经，脚跟也会有疼痛感。随着阴道和子宫的变软，白色的分泌物也随之增多。当胎宝宝在子宫内活动的次数减少（胎动减少），孕妈妈自身也没有了疼痛感。但是过不了多久，到了分娩前2～3周，就会有发紧的感觉，同时还会感觉到疼痛。每天发紧疼痛达3～4次之多。这种疼痛就是人们常说的前驱阵痛。如果伴随腰部出现压迫感，常常就是迫近临产了。症状的程度因人而异，与孕妈妈的体质和胎宝宝的情况有关。

 ## 临产前如何养精蓄锐，保证分娩时体力充沛？

到了妊娠后期，孕妈妈的工作强度亦应适当减低，特别要注意休息好，睡眠充足，只有这样才能养精蓄锐，使分娩时精力充沛。一般从接近预产期的前半个月，就不宜再远行了，尤其是不宜乘车、船、飞机远行。因为旅途中各种条件都受到限制，一旦分娩出现难产很有可能危及母子安全。同时，因为分娩时要消耗很大的体力，所以孕妈妈临产前一定要吃饱、吃好。为了保证孕妈妈有足够的体力完成分娩，家属应想办法让她多吃些营养丰富又易于消化的食物，例如吃一点粥类或汤羹，切忌什么东西都不吃就进产房。有些孕妈妈早期担心流产，怀孕晚期害怕早产，因而整个孕期都不敢活动，有些孕妈妈则是因为懒惰而不愿意多活动。实际上，孕期活动量过少的孕妈妈，更容易出现分娩困难。所以，孕妈妈在临产前应该每日坚持适量的活动。

 ## 哪些征兆说明快要生了？

眼看预产期慢慢接近，许多孕妈妈忐忑不安，生怕随时就要生产了。产兆即分娩开始前出现的征兆，如宫缩、见红、破水。

宫缩：子宫收缩，开始是不规则的，强度较弱，逐渐变得有规律，强度越来越强，持续时间延长，间隔时间缩短，如间隔时间在 2～3 分钟，持续 50～60 秒；

见红：当子宫颈慢慢张开时，阴道会排出少量带血的黏液；

破水：分娩前几天或几小时，阴道突然流出稀薄的液体，量可多可少，称为破水。应立即平卧，送到选择好的分娩医院检查；

临产：规律性的子宫收缩，间隔 4～5 分钟，持续 50～60 秒，有一定强度，孕妈妈感到一阵阵腹痛，子宫发紧发硬，逐渐加重，变频，胎宝宝的头逐渐下降。

如果产兆明确，应及时到医院去，孕妈妈们千万不要拖，尤其是破水后，还拖着不去医院只会增加感染及胎宝宝缺氧的风险。

 如何知道分娩开始了？分娩需要多长时间？

有些孕妈妈在分娩当天会感到烦躁，这是身体发出的一种明确的信号，还有的孕妈妈会出现心跳、燥热或者头痛等症状。此外，还有人感到没有胃口或者特别饿，也可能出现腹泻或者严重的便秘。这时，子宫口也开始慢慢打开，有更多的液体流出来，骨盆和小腹开始感受到拉扯的疼痛。阴道和膀胱有被压迫感也是分娩要开始的信号。

当流出的血或羊水增多的时候，就是该去医院的时候了，这时阵痛也开始变得有规律了。有一个黄金定律可以帮助孕妈妈判断分娩是否开始了，这个定律是 4：1：1，即每 4 分钟有 1 次疼痛，每次疼痛持续 1 分钟，这样的阵痛节奏已经持续 1 个小时了。

孕妈妈在分娩第一胎时平均需要 12 小时，第二胎平均需要 8.5 小时。但是这并不意味着女性在这 10 多个小时里要一直忍受没有间断的疼痛，每个人的情况也不尽相同。总的来说，在熟悉的环境中、在信赖的人的陪伴下分娩会更快一些。有些准妈妈阵痛的时间比较短，但是疼痛的强度高，而另外一些准妈妈痛感柔和一些，却需要更多时间完成这个阵痛期。因此，准妈妈应该顺其自然，千万不要有压力。分娩究竟需要多长时间因人而异，而且是可

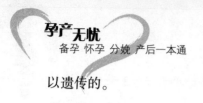

以遗传的。

分娩前有怕产痛、怕难产的心理，怎么办?

　　分娩过程虽然是一种自然的生理现象，但产程少则几小时，长则十余小时，对于孕妈妈来说，是一场生理和心理的刺激。在分娩阶段，孕妈妈常伴有焦虑、恐惧的反应。害怕疼痛、出血多，更惧怕难产。紧张恐惧的心理造成疼痛难忍的主观感受及不吃不喝、体力消耗严重的行为。这些不良因素会让孕妈妈大脑皮层功能紊乱，导致子宫收缩不协调，会阻碍宫颈口扩张，或扩张延迟，让产程延长，甚至引起难产，对分娩过程影响很大。另外，精神过分紧张，往往不利于宫缩间歇期的放松休息，饮食受到影响，会使体能消耗过大，能量摄入不足，这样在生产时产力不足，会使产程延缓，导致难产。

　　研究表明，被不良心理因素所影响的孕妈妈一般产程较长，难产率较高。分娩对孕妈妈来说，是经历一次巨大的生理改变，更为重要的是经历一次严峻的精神、心理和体能的考验。

　　因此，孕妈妈分娩前要做好充分准备，特别是心理上的准备，调节好情绪，以最好的状态分娩，迎接健康宝宝出生。

分娩时要具备什么心理素质?

　　分娩过程不仅涉及孕妈妈的生理功能，还涉及心理功能，孕妈妈的心理状态与产力、产道、胎宝宝大小并列为影响分娩的四大因素。

　　研究表明，大多数孕妈妈对假阵痛、见红、胎膜早破或规律性宫缩的症状高度紧张，茫然不知所措；身材偏小、年龄偏大和有妊娠并发症的孕妈妈，普遍缺乏足够的分娩信心。这些情绪可以影响孕妈妈的神经内分泌功能，影响子宫的血流量和子宫平滑肌的收缩力，导致分娩时潜伏期和活跃期紧张心理加重，使血浆中的皮质固醇明显升高，影响分娩进程，导致原发性和继发性子宫收缩乏力、产后出血等分娩并发症的发生率都增高。在分娩时应避免以下不良心理。

恐惧、焦虑不安的心理：担心难产，怕产钳带给新生儿损伤，影响新生儿的智力发育；对即将出生的宝宝的健康状况、有无畸形存在顾虑，担心分娩时的疼痛，怕阴道试产失败改做剖宫产，担心医护人员的医疗技术水平等等。

紧张孤独的心理：陌生的病房、待产室、医护人员，医院严肃安静的气氛，与家人的暂时离别等，使孕妈妈产生一种孤独无助的感觉。

惊恐或抑郁的心理：有的孕妈妈受亲属或周围环境的影响（如新生儿死亡或畸形儿等），或医务人员及家属语言的伤害和不良刺激等，怀疑自己也会遭到此影响。受封建思想或家庭压力的影响，重男轻女，盼儿心切，这种现象多出现在农村的孕妈妈或丈夫是独生子的家庭，生男生女关系到自己在家庭中的地位，这也是孕妈妈心理压力的重要因素。

 临近分娩孕妈妈如何稳定情绪？适度饮食和运动对分娩的好处是什么？

孕妈妈应该知道虽然分娩的过程会很痛，但这种疼痛是古往今来的女性都会有的生理过程，没有那么可怕。分娩是大自然赋予每个女性的能力，是每一个健康的育龄女性完全能够承受得住的。也应该相信自己的能力，相信自己也可以撑过去的。有些孕妈妈因为害怕疼痛才会加重疼痛，越痛越怕，构成了一个恶性循环。因为情绪紧张也会影响产道的扩张，使得宫口没有预想中开得那么好，也就会大大影响产程，有时中途要求剖宫产。所以，孕妈妈产前稳定情绪很重要。

孕晚期，孕妈妈的肚子一天天地大起来，行动逐渐不便，但是胃口特别好。这个时候需要控制自己的饮食，不要吃甜食及一些高热量的食物，以免肚中的宝宝过大而影响顺利生产。此外，孕妈妈也不要太偷懒了，切忌一直躺在床上，可以适当做一些比较轻松的运动，比如散步、做孕妇操、在室内

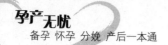
适当走动等，这样有利于血液循环和内分泌的调节，还可放松紧张与焦虑心理。

分 娩 禁 忌

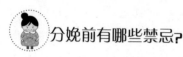

分娩前有哪些禁忌？

忌害怕心理：很多孕妈妈第一次面对生产会有害怕心理，不管是顺产或者剖宫产，都会害怕。除了害怕分娩时的疼痛，还害怕分娩时发生意外或者难产之类的，所以越到预产期，孕妈妈们就越害怕。建议分娩前孕妈妈可以多看些书籍，正确认识分娩。每个女人天生就要经历这一过程。现在成功自然分娩的孕妈妈非常多。如果孕妈妈越害怕，越吃不好睡不好，到时反而更没精力体力生宝宝了。

忌忧虑心理：孕妈妈平时的生活要远离忧虑，尽量不要去想不高兴的事，尤其是不用担心如果生了女孩会怎样等等。家人也不要给孕妈妈施加压力，不要提孩子的性别问题，也尽量不要因为其他事情干扰孕妈妈的生活，产前任何一点状况都会影响孕妈妈的正常分娩。

忌着急心理：预产期并不一定是孕妈妈的生产日期，只是一个大概的生产时间，所以很多孕妈妈的预产期和真正的生产日期并不是同一天。如果孕妈妈的预产期到了，可是还没有分娩迹象，也不要太着急，在预产期的前后10天生产是正常的。而且宝宝还不出来，妈妈在外面着急也没有用，反而因为着急弄得寝食难安就更不好了。

忌孤独心理：临近预产期孕妈妈会表现出不安和紧张。此时需要家人，特别是准爸爸的陪伴、鼓励和安慰。所以准爸爸和家人最好在这一时期经常陪着孕妈妈，让孕妈妈知道如何面对，就不会感觉到是孤身作战，这样就会有一个比较好的心理状态去面对生产，也比较不容易导致产后忧郁症。

忌精神过度紧张：孕妈妈整个机体对外界刺激的敏感度增高，任何轻微刺激即会引起疼痛。所以孕妈妈在临产前要消除顾虑，保持愉快轻松的精神状态。生孩子虽有一定的痛苦和危险，但绝大多数都可以顺产，难产毕竟是少数。如果孕妈妈能认真进行产前检查，重视孕期保健，胎位正、胎儿大小适合、骨盆正常、心理因素好，一般都可以顺产。

忌焦虑性急：有些孕妈妈是急性子，未到预产期就焦急地盼望早日分娩，到预产期后更是焦虑不安，甚至乱用催生药物。这种心情也会给分娩带来不良影响。

忌粗心大意：有少数孕妈妈粗心大意，已接近预产期，还乘坐车船到异地，由于车船的颠簸和劳累，常在途中造成意外分娩，或临产后仍手忙脚乱，容易发生各种意外，威胁母子的生命安全。所以，孕妈妈临近预产期最好不要外出。

忌疲倦劳累：充沛的精力是保证孕妈妈顺利生产的重要条件。临产前如果精神或身体处于疲惫状态，必将影响顺利生产。所以，孕妈妈分娩前十几天，生活一定要有规律，吃好休息好，养精蓄锐，静候分娩。

忌忽视孕期保健：胎宝宝的娩出主要靠子宫收缩及腹压的作用，将胎宝宝从子宫"逼"出来，这要消耗大量的体力。临产前一定要注意营养，少食多餐，补充足够的水分，吃好睡好，使体内能量充足、精力充沛，才能完成生产的艰巨任务；临近预产期，如不注意按时排净小便，膀胱内尿液滞留会导致排尿困难，引发尿潴留，因此，孕妈妈临产前每隔2~3小时应排一次小便。大便也要随时排净，因子宫、阴道与直肠相邻，如分娩时大便积留，不但会影响胎头下降，娩出胎宝宝时，还可能将大便与胎宝宝同时排出，造成外阴部及胎儿感染。大便后还应注意冲洗外阴部。妊娠7个月后，要尽量减少性生活，以免导致早产。接近预产期时更要避免性交，以免影响胎宝宝安全或引发感染。

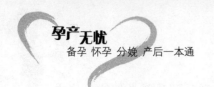

专 家 支 招

临近预产期可以提前住院待产吗?

有些孕妈妈担心出现临产先兆来不及到医院,因而稍有"风吹草动"就赶到医院,甚至在尚未临产、无任何异常的情况下,缠住产科医生要求提前住院。

临产时身在医院,是最保险的办法。可是,提早入院等待也不一定就好。首先,医疗设置的配备是有限的,不可能像家中那样舒适、安静和方便,孕妈妈入院后较长时间不临产,会有一种紧迫感,尤其看到后入院的孕妈妈已经分娩,对自己也是一种刺激。另外,产科病房内的每一件小事都可能影响住院者的情绪,这种影响有时候对分娩前的孕妈妈十分不利。

因此,孕妈妈应稳定情绪,保持心绪的平和,安心等待分娩时刻的到来。

破水了,是否应该立即去医院?

很多孕妈妈在整个怀孕期间都在考虑:分娩前羊水大量流失该怎么办?其实,破水的时候,羊水急泻是非常罕见的,因此不必对此过分担心。另外,还可以让你安心的是,产科大夫会在预产期前为你检查胎儿的头是否已经进入骨盆中了。当宝宝的小脑袋已经向下进入产道,羊膜囊破了,羊水流入产道,这个时候就应该去医院了。如果破水来得太早,比预产期提前很多天,胎儿还没有进入准备降生的位置,就比较危险了。因为这个时候脐带会先于宝宝滑向阴道,在后面的胎儿的脑袋压迫着脐带,阻碍血液

的流动。因此，这个时候孕妈妈应该平躺着被送往医院，以保证不压迫脐带。

 剖宫产好还是顺产好？

很多孕妈妈由于怕痛，总想"切一刀"就了事。剖宫产是限于孕妈妈和婴儿的病理因素的补救手术，剖宫产是"先甜后苦"，而顺产才是"先苦后甜"。剖宫产率居高不下，主要是由于孕妈妈普遍害怕自然分娩的痛苦，孕妈妈及家属相信剖宫产省事、安全。对身体健康的孕妇，还是建议"顺其自然"。

临床证实，剖宫产的远期并发症多，产妇可能出现盆腔炎、盆腹腔粘连、再次手术困难、宫内膜异位症、前置胎盘植入等，将来避孕和再孕也比自然分娩的产妇面临的问题多。

 剖宫产后再次怀孕的危险是什么？

孕妈妈因为有过一次子宫下段剖宫产，医学上称之为"瘢痕子宫"。随着分娩日期的临近，子宫下段进行性变薄，随时有胎儿早产或子宫破裂导致胎死宫内的可能。

剖宫产后再次怀孕伴随的可能是胎盘前置和胎盘植入，瘢痕妊娠、妊娠中瘢痕的破裂、再次手术时盆腔的粘连、再次手术的损伤所带来的问题（膀胱和肠子的损伤等）。其实，如果孕妈妈没有一次子宫下端剖宫产史，妊娠和分娩的风险是可以大大降低的。

 骨盆鉴定可以顺产，但想做剖宫产，可以吗？

很多孕妈妈害怕半路生不下来，再来一刀，其实，任何阴道分娩都不能

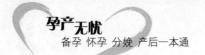

保证可以顺利生下来，不能因为喝水怕呛着就不喝水，分娩也是一样的，在条件允许的情况下应该阴道分娩。孕妈妈可以选择分娩方式，但是放着自然通道不走，一定要剖宫产，医生不鼓励也不建议。

建议听从医生的建议，医生会全面衡量，不要因为某个负面例子就被吓坏了。医生在力所能及的范围内肯定是会帮助孕妈妈顺产的。

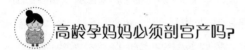

高龄孕妈妈必须剖宫产吗？

女性35岁以后初次分娩，医学上称之为高龄初产妇。由于高龄初产妇的某些生理变化，选择剖宫产结束分娩的人数较多，剖宫产率也有随年龄增长而增高的趋势。这部分人年龄大，多年未育，盼子心切，担心顺产有危险，心情尤为紧张。对于高龄初产妈妈选择何种分娩方式，应根据孕妈妈自身情况来定，如果孕妈妈孕期平顺，无妊高征、糖尿病等并发症，胎位正常、胎儿大小适中、骨盆大小适合，最好是以阴道分娩为主。如果孕妈妈身体状况不好，并发症多，考虑采用剖宫产术终止妊娠，以提高母婴的安全性。

决定分娩的因素有产力、产道、胎儿、心理四方面。其中产力可受精神因素的影响，而产力的强弱可影响胎位的改变。精神因素直接或间接地影响分娩。

高龄孕妈妈剖宫产率高的原因有主观客观两方面。客观上女性年龄增长子宫肌层退化，肌层中的裂隙接连减少，这种生理改变使得分娩过程中神经冲动传递减少，肌肉收缩减弱，可能难以产生有效宫缩而造成宫缩无力。此外，在医疗条件差的地区，高龄初产妇并发症如妊高征发病率高，使得阴道分娩安全系数下降。

剖宫产也存在一定安全问题，剖宫产手术麻醉时可能导致产妇低血压而致胎宝宝一过性缺氧或术中造成胎儿损伤。由于缺少阴道挤压，胎儿气道内液体未被挤压排出，易使胎儿出生后患肺透明膜病等。

超声显示胎儿脐带绕颈，分娩中要注意什么？

　　脐带是宝宝在妈妈肚子里的唯一的生命线，它发生问题直接危及宝宝的安全，脐带绕颈是产科常见的并发症。绝大部分脐带绕颈在妊娠期不会对胎宝宝产生大的危害，所以没有必要过于担心，只要监测胎动和按时进行产前检查就可以了，如果胎动突然特别频繁或胎动明显减少（12 小时胎动少于 15 次，或较以往减少 50%），甚至不动，要及时到医院就诊。发生脐带绕颈，分娩时可能会引起胎头衔接困难、下降缓慢、胎儿缺氧等情况，所以，对胎儿脐带绕颈的产妇分娩时要加强监护，只要及时发现，及时正确处理，不会造成不良后果。

　　脐带绕颈的发生占分娩总数的 20% 左右，对分娩的影响主要有两方面：一是引起胎先露下降受阻，由于脐带缠绕使脐带相对变短，影响胎先露部入盆，并可使产程延长或停滞；二是引起胎儿宫内缺氧，当脐带缠绕周数过多、过紧或宫缩时，脐带受到牵拉，可使胎儿血液循环受阻，导致胎儿宫内缺氧。脐带绕颈是否需要剖宫产，要根据具体情况分析，一般而言，它并不是剖宫产的指征。但当脐带绕颈 3 周以上、影响胎头下降、发生胎儿缺氧合并其他剖宫产指征时，就要考虑剖宫产了。

晚点断脐带对新生儿有好处吗？

　　目前的接生方式是在新生儿娩出之后立刻钳夹脐带，中断胎盘向宝宝的血液供应。但有临床证据显示，如果产后断脐时间能延缓 1 ~ 2 分钟，通过脐带可给新生儿增加一部分血液，从而使新生儿体内的血红蛋白和铁成分增加，减少出生后发生贫血的概率。同时，脐带血中还含有丰富的干细胞、抗肿瘤 T 细胞及一些抗氧化物质，对婴儿也有一定好处。当然，延缓断脐有可能导致新生儿红细胞增多症，黄疸加重，还可能因为血容量增加而加重心脏负担，因此，并非适合所有的新生宝宝。

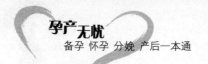

分娩时孕妈妈的宫口张开情况是什么样的?

宫口张开的过程比较缓慢，通常怀孕第 9 个月后的第 2 个星期宫颈才逐渐展平，也是宫颈成熟的过程。孕妈妈的宫颈在胎宝宝出生时会张开到 10 厘米，开始时比较慢，从临产到宫口开 3 厘米平均需要 8 小时，从宫口开 3 厘米到开 10 厘米平均需要 4 小时。

初产妇和经产妇的宫口开大速度是不同的。初产妇先有宫颈缩短到展平，然后宫口才扩张；经产妇是宫颈缩短展平和扩张同时进行的。所以经产妇宫口张开明显要快于初产妇。

胎宝宝入骨盆后，产道就做好了准备，产妇的阴道会自然松弛张开。医生可观察子宫口的张开程度。

产程中如何有效缓解疼痛?

分娩的时候，子宫的肌肉会周期性地重复收缩、放松的动作，这种子宫收缩引起的疼痛，医学上称之为阵痛。实际上，肌肉做生理性收缩时并不会产生那么剧烈的疼痛，但如果长时间持续收缩，无法充分放松的话，就会因为贫血而引起疼痛。

第一阶段（规律宫缩到宫口全开）：此时，如果身体紧张、腹部用力的话，只会使得子宫颈附近的神经更紧张，承受压力更大，疼痛当然有增无减。这个阶段宜用最轻松的姿势，蹲位或躺下休息，以缓解身心紧张。如果觉得越来越痛、越来越紧张的话，可做生产的辅助动作（腹式深呼吸、按摩、压迫等）以减轻痛苦。

第二阶段（宫口全开至胎儿出生为止）：跟着子宫收缩一起用力。此时，阵痛越来越强烈，间隔缩短为 2 ~ 3 分钟，每次持续 40 ~ 60 秒。胎儿一面做回旋运动，一面滑下产道，不久就会破水。子宫收缩使胎儿受到压迫，胎儿又压迫到骨盆底部、外阴部和会阴等处，结果造成子宫颈和盆腔等处发生严重的局部疼痛。随着子宫的收缩，做腹部用力的动作，不但可缩短分娩时间，还可以减轻疼痛。不妨试试生产的辅助动作（用力、放松和深呼吸）。现在也有用药物或做硬脊膜外麻醉（无痛分娩）来减轻痛苦的。

目前，国内只有少数医院允许准爸爸进入产房。而在条件不允许的情况下，准爸爸可以在孕妈妈进入产房前在待产室里多陪伴她，因为在生产时有准爸爸陪在旁边，那将是孕妈妈心理和精神上的强有力的支撑，这也是其他人所无法替代的。因为丈夫知道妻子的爱好，在准妈妈疼痛不安时，准爸爸可以给予爱抚和安慰，帮她赶走孤独。也可以在她大汗淋漓时及时帮她擦汗，或给她按摩、紧握住她的手等。

担心自己不能"胜任"分娩这项艰巨的任务，怎么办？

对于分娩有恐惧感完全是正常的。孕妈妈可以通过分娩准备阶段中的放松练习让自己平静下来。

分娩前的阵痛是慢慢增强的，而不是突然降临，因此，孕妈妈可以逐渐适应。每次阵痛之间都有间歇，那时准妈妈感觉不到任何疼痛（除了分娩的最后阶段），可以利用间歇好好休息一下。此外，阵痛是有时间限制的，每一次阵痛都意味着宝宝离出生近了一步，当宝宝躺在你的怀里的时候，阵痛就真正结束了。

很多研究显示，女性在怀孕20周到生产这段时间里，对疼痛的敏感程度会不断下降。其中的原因是身体中分泌了一种类似鸦片一样有麻醉作用的激素。而且成功分娩并不意味着你一定要忍受剧烈的疼痛，可以通过很多方法和药物缓解疼痛，例如针灸、深呼吸、使用缓解疼痛的药物，以及局部麻醉等。

分娩遇到困难停滞不前该什么办？

通过相应的调节呼吸、放松和活动可以使分娩重新"启动"。这样的"中

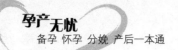
场休息"很有好处。你能想象在阵痛中能够入睡吗？这几乎难以想象，但是有 1/5 的女性在阵痛的间隙还是做到了这一点。缓解疼痛的药物也能起到促进睡眠的作用。

呼吸、放松和活动对顺利地度过阵痛也有帮助。例如，在子宫张开的阶段，可以让孕妈妈坐在健身球上，身体向后弯曲，使呼吸变得容易，助产士或准爸爸坐在后面扶着。这个练习非常简单易行，任何一位孕妈妈不需要预先学习，就可以在分娩中运用它。而且这个练习不仅对缓解疼痛有益处，而且也能帮助宝宝加速向下"降"入骨盆。

 是否能够使用催产针控制分娩进程?

如果分娩没有任何进展，可以考虑使用催产针加快阵痛。另外一种需要采用催产手段的情况是分娩一开始很正常，可是突然阵痛消失了，或者阵痛的节奏很慢、阵痛很微弱，也需要通过催产针来推动分娩。

静脉注射的速度应该严格控制，这样孕妈妈才不会感到失去控制。如果阵痛频率太高，就应该放慢甚至停止注射，使阵痛间歇重新变得长一些。准妈妈应该根据自己的身体情况，及时和产房的护士沟通，提醒她们注意孕妈妈对催产针的反应。

Part 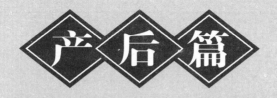04

产后篇

宝妈课堂

关注产后抑郁症

专家支招

推荐食谱

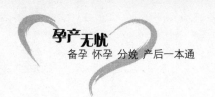
宝宝出生后，家人的重心都聚焦在照顾宝宝身上，产妇多有失落感。这时孕产妇产后疲乏，加上激素水平的急剧下降，可能导致产后抑郁症的发生。

应主动与产妇交流，倾听她们的想法与感受，给予鼓励，帮助其获得母乳喂养的知识和技巧，通过母乳喂养展示出产妇照顾宝宝的能力，这种被需要感有助于增进母子感情，能使产妇保持愉悦心情。同时教会产妇和家属护理宝宝的一般知识和技巧，能更好地激发产妇护理宝宝的积极心理反应。

一般来说，通过以上孕期的自我心理保健、家人的陪伴、产后初期的积极应对，就可以平稳度过产后这一特殊时期。

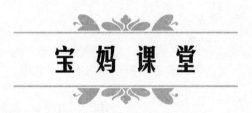

宝 妈 课 堂

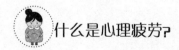 什么是心理疲劳?

脑力劳动过多时，会产生心理疲劳，主要表现为厌倦、心情烦躁、注意力涣散、思维迟钝、反应迟缓，称为心理疲劳。

心理疲劳对心理健康有一定的影响。长期的心理疲劳使人心情抑郁，百无聊赖，心烦意乱，精疲力竭，进而引起心因性疾病。例如神经衰弱，表现为头痛、头晕、记忆力不好、失眠、怕光、怕声音等。因此，防止心理疲劳是一个重要的心理保健问题，不可掉以轻心。

产后心理障碍分几种类型？

产褥期是产妇心理转换时期，容易受体内外环境不良刺激而导致心理障碍。产后心理障碍包括产后忧郁、产后抑郁症和产后精神病三种类型。

什么是情绪障碍？产后情绪持续障碍的表现是什么？

分娩后新妈妈的情绪变化很难琢磨，有时会出现情绪障碍。情绪障碍可以分为情绪持续障碍、情绪发生障碍、情绪协调障碍等。

产后情绪持续障碍是指患者在情绪反应强度和持续时间方面存在障碍。情绪持续障碍的表现形式如下。

情绪高涨：患者情绪活动增强，愉快、幸福等情绪经常占优势，表情喜悦开朗，语言行动增多，喜欢与人交谈，对人爱说什么就说什么，别人讨厌也不在乎。

情绪低落：患者心境忧郁低沉，悲观失望，不愿与人交往，语言行动减少。

情绪淡漠：患者对周围环境的变化缺乏情绪反应，对人对事冷淡，漠不关心。面部表情经常处于无情绪状态。对意外事件不惊，受到捉弄不怒。

焦虑：患者表现为紧张不安，惶惶不可终日，常常有着大祸临头的不幸感。患者常常伴有心悸出汗、手足发冷等自主神经反应。

产后情绪协调障碍的表现是什么？

主要表现为环境刺激与情绪体验不相符，或内心体验与外部表情相矛盾。

情绪倒错：情绪活动与一般人不一样，对喜事产生悲哀情绪，对不幸的事则高兴。

表情倒错：表情与情绪的内心体验相矛盾，如内心很高兴，但表情上却痛哭流涕。

矛盾情绪：对同一事情同时产生相反的或两种不同的情绪，如患者对同

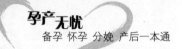

一个人又爱又恨，对同一件事又喜欢又讨厌。

产后发生心理障碍可能与哪些因素有关？

生物学因素：产后24小时体内激素水平急剧变化，目前对雌激素和孕激素研究较多，认为这两种激素水平的降低严重影响了产后妈妈的情绪，这与雌、孕激素具有稳定神经的作用有关。

社会心理因素：产后妈妈对母亲角色尚不适应，对照料婴儿的一切事务都需从头学起，这些都对产后妈妈造成心理压力，导致情绪紊乱；存在重男轻女思想的妈妈，生了女婴后感到失望，担心受到婆婆和丈夫的歧视；有的妈妈分娩的婴儿有生理缺陷或意外死亡，妈妈心情沮丧，觉得对不起家人，有强烈的自卑感。

个体心理因素：家族遗传使得产后妈妈对某些心理障碍疾病具有易感性，以自我为中心或成熟度不高、敏感、好强、认真和固执的性格特征会加重产后心理的不稳定。

产后心理问题对生活的影响是什么？

身体与心理的健康是不可分割的，身体的健康状况影响心理状态，心理的健康状况也可影响身体健康。在古代就有身心合一的观念，只有把物质上的身与精神上的心协调好了，才能达到某种理想的境界——健康。

产后新妈妈的心理问题，比如烦躁、焦虑、抑郁等情绪，会使神经系统和内分泌产生相关的反应，从而影响到身体，有心理疾病的妈妈往往容易厌食、失眠、抵抗能力差。长时间的厌食、缺乏锻炼、疲乏无力及睡眠紊乱，就会诱发生理疾病。抑郁情绪也会导致肾上腺素和肾上腺皮质激素分泌增加，降低免疫系统的功能，从而使人容易患病，如冠心病、哮喘、头痛和溃疡。产后新妈妈身体本来就比较虚弱，这样一来，要恢复健康就更不容易了。悲观失望的情绪严重时，甚至会产生自杀的意念或行为。

影响生活质量：生活质量不仅取决于物质财富，更重要的是对生活的态度。产后新妈妈遭遇了心理问题又没有及时调节，会导致饮食规律紊乱、睡眠不足、疲乏无力等问题，常常发怒或哭泣。长期毫无乐趣可言的抑郁生活，使产后新妈妈沉溺于悲观消极的状态中无法自拔，更谈不上生活质量。

影响工作效率：被心理问题纠缠的新妈妈去工作的话，毫无兴致、精力不支、感到沉重不能胜任、产生强烈的挫败感和不自信、工作效率低下，甚至会让同事和上司怀疑她的能力。即使能比较专注，也会因为心境灰暗、沉重而妨碍创造性发挥，工作效率仍然受到影响。

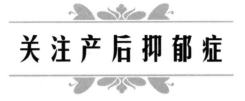

关注产后抑郁症

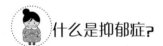

什么是抑郁症？

抑郁症又称抑郁障碍，以显著而持久的心境低落为主要临床特征，是心境障碍的主要类型。临床可见心境低落与其处境不相称，情绪的消沉可以从闷闷不乐到悲痛欲绝，自卑抑郁，甚至悲观厌世，可有自杀企图或行为；甚至发生木僵；部分病例有明显的焦虑和运动性激越；严重者可出现幻觉、妄想等精神病性症状。每次发作持续至少2周以上，长者甚或数年，多数病例有反复发作的倾向，每次发作大多数可以缓解，部分可有残留症状或转为慢性。如果你有上述症状，建议到正规医院进行检查。

 什么样的新妈妈容易得产后抑郁症？

完美主义的性格。这样性格的妈妈对产后当母亲的期望过高以致不能实

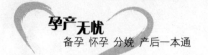
现，在遇到困难的时候不愿意寻求帮助，她们可能会无法适应当一个新妈妈。如果丈夫很少一起照顾孩子或者新妈妈缺少丈夫在精神上的支持的话，就会觉得有巨大的压力。

怀孕期间有过严重的情绪波动的，比如搬家、亲朋离世、创伤、打架等等都会使新妈妈容易产后抑郁症。许多病例显示，大部分的新妈妈是在怀孕时期已经显示出产后抑郁症的征兆，其中有许多在产后的抑郁情绪会继续加深。

体内内分泌环境发生了很大变化，尤其是产后24小时内，体内激素水平的急剧变化是产后抑郁症发生的生物学基础。研究发现，临产前胎盘类固醇的释放达到最高值，患者情绪愉快；分娩后胎盘类固醇分泌突然减少时患者表现出抑郁。

有精神病家族史，特别是有家族抑郁症病史的新妈妈，产后抑郁的发病率高，说明家族遗传可能影响到新妈妈对抑郁症的易感性。

有躯体疾病或残疾的新妈妈容易产后抑郁，尤其是感染、发热对产后抑郁的促发有一定影响。此外，中枢神经功能的易感性、情绪及运动信息处理调节系统（如多巴胺）的影响，可能都与产后抑郁的发生有关。

此外，以下人群也易患产后抑郁症：未满20周岁的产妇；未婚的单亲妈妈；收入少、经济状况差、居住条件差的产妇；产妇本人出身于单亲家庭；产妇本人在童年时期，因父母照顾不周而一直缺乏安全感；产妇在怀孕期间，同丈夫关系不好或缺乏家人的关心；产妇受教育程度不高；孕前或怀孕期间，常出现情绪失控的现象；可以深谈或依赖的家人或朋友很少；怀孕期间或产后生活压力太大。

 ## 产后抑郁症在产后多长时间发病？

产后抑郁症是特发于女性产后特殊时段的抑郁症。产后抑郁发病的时间从产后1天至产后12个月都有可能发病。

约半数以上首次发病者会在未来的5年内再次发作，有1/3的患者甚至在第一年内再次发作，而且随着复发次数的增多，复发风险也在加大。

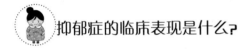

抑郁症的临床表现是什么?

抑郁症可以表现为单次或反复多次的抑郁发作,主要表现如下。

心境低落:显著而持久的情感低落,抑郁悲观。轻者闷闷不乐、无愉快感、兴趣减退,重者痛不欲生、悲观绝望、度日如年、生不如死。典型患者的抑郁心境有晨重夜轻的节律变化。在心境低落的基础上,患者会出现自我评价降低,产生无用感、无望感、无助感和无价值感,常伴有自责自罪,严重者出现罪恶妄想和疑病妄想,部分可出现幻觉。

思维迟缓:思维联想速度缓慢,反应迟钝,思路闭塞,临床上可见主动言语减少,语速明显减慢,声音低沉,对答困难,严重者交流无法顺利进行。

意志活动减退:呈显著持久的抑制。临床表现行为缓慢,生活被动、慵懒,不想做事,不愿和周围人接触,常独坐一旁,或整日卧床,闭门独居、疏远亲友、回避社交。严重时连吃、喝等生理需要和个人卫生都不顾,蓬头垢面、不修边幅,甚至发展为不语、不动、不食,称为"抑郁性木僵",伴有焦虑的患者,可有坐立不安、手指抓握、搓手顿足或踱来踱去等症状。严重的患者常伴有自杀的观念或行为。

认知功能损害:研究认为抑郁症患者存在认知功能损害。主要表现为近事记忆力下降,注意力障碍,反应时间延长,警觉性增高,抽象思维能力差,学习困难,语言流畅性差,空间知觉、眼手协调及思维灵活性等能力减退。认知功能损害导致患者社会功能障碍,而且影响患者远期预后。

躯体症状:主要有睡眠障碍、乏力、食欲减退、体重下降、便秘、身体任何部位的疼痛、性欲减退、阳痿、闭经等。躯体不适的体诉可涉及各脏器,如恶心、呕吐、心慌、胸闷、出汗等。自主神经功能失调的症状也较常见。病前躯体疾病的主诉通常加重。睡眠障碍主要表现为早醒,一般比平时早醒2~3小时,醒后不能再入睡,这对抑郁发作具有特征性意义。有的表现为入睡困难,睡眠不深;少数患者表现为睡眠过多。体重减轻与食欲减退不一定成比例,少数患者可出现食欲增强、体重增加。

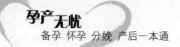

是产后忧郁，还是产后抑郁症？

产后忧郁指产妇从分娩到产后第十天之间出现的轻微的、暂时的、一过性哭泣或忧郁、郁闷状态。主要特点是情绪多变，一般持续不到 24 小时便可自然恢复如常。西方国家报道其发病率为 76%。

产后抑郁症多在产后 6 周内发病，亦有 8% ~ 15% 的患者在产后 2 ~ 3 个月内发病，其表现多种多样，轻中度表现为产后情绪低落、忧郁、哭泣、失落、饮食欠佳、易怒，有的则表现为内疚或厌恶婴儿，重度则表现为癔症性的抽搐，有的甚至产生自杀企图。

产后妈妈的忧郁和抑郁情绪严重影响着她本人与社会及孩子的交流，影响产后健康的恢复，应引起医务人员高度重视。积极向妈妈宣传和普及产褥期的心理卫生知识，及时进行母乳喂养指导，给妈妈讲解新生儿正常的生理发育过程，尽量减轻他们照顾孩子的压力。同时要尊重产妇，对高龄初产妇应给予更多的关注，指导和帮助她们减轻生活中的应激压力。出院后，在做好常规产后访视、产后检查、了解生殖器官恢复状况的同时，也应注意观察妈妈的心理变化，以便及时发现问题，适时开导妈妈，保持妈妈心理卫生健康。

产后抑郁症对新妈妈和宝宝的危害是什么？产后抑郁症会传染给宝宝吗？

产后抑郁症妈妈可能出现自伤、自杀行为；不利于妈妈精力和体力恢复；增加妈妈滥用药物或酒精的风险；导致产后并发症恶化或慢性化。易激惹、恐惧、焦虑、沮丧和对自身及婴儿健康过度担忧，常使妈妈失去生活自理及照料婴儿的能力，有时还会陷入错乱或嗜睡状态。

产后抑郁可能对宝宝造成器质性危害、母婴连接障碍；导致孩子智力、情绪与个性发育障碍；增加青少年发生暴力行为的风险。妈妈患上产后抑郁症也有可能会传染给孩子。生产过后，妈妈应该及时调整好心态。有研究发现，妈妈发生过产后抑郁的孩子中，41.5%的人到16岁时会发生抑郁症。而其他同龄孩子中，抑郁症发病率仅为12.5%。母亲抑郁而且抑郁持续至产后，与孩子终生抑郁症关联密切。母亲产后抑郁症对男孩的影响比女孩的影响更大。

产后抑郁症有哪些症状?

焦虑：比发生在其他时间段的抑郁更常见，还经常出现严重的焦虑，甚至是惊恐，集中注意力的能力降低：往往难以集中注意力，谈话时注意力下降，对问题的回答缓慢，有时需数问一答。

自我评价低：自我评价下降，自感一切不如别人，什么都不会，缺乏自信，事情不顺利时总是责备自己，并加重对自己的负面评价。

自罪观念和无价值感：认为自己对不起孩子，是家庭的包袱、社会的累赘，觉得自己一无是处、毫无价值可言，甚至认为自己有罪。

认为前途暗淡悲观：认为前途是灰暗的，看不到光明，对自己的将来感到悲观绝望，部分病人会产生自伤、自杀观念或行为，有时会出现"扩大性自杀"，即在杀死别人后再自杀，所杀的对象往往是自己的婴儿，导致极严重的后果，此外伤婴的想法及惩罚婴儿的行为更常见，需引起高度警惕。

强迫观念：常会出现伤害婴儿的强迫观念，产妇担心自己控制不住伤害孩子而避免与孩子接触。

精神病性症状：主要指幻觉、妄想等，有时还会出现感知综合障碍，认为孩子的形状、大小、色泽发生了改变，甚至像个小怪物，因而产生伤害婴儿的行为。

产后抑郁症滋生哪些躯体症状?

产后抑郁症合并躯体症状的概率很高，有时躯体症状可能成为患者的首

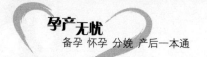

发症状或就诊主诉，常见以下症状。①睡眠障碍：以入睡困难、易醒最为多见，而以早醒最具有代表性。②食欲及体重下降：表现为食欲下降，进食少，并伴有体重下降。③性欲下降：可以是性欲的减退乃至完全丧失，有些患者勉强被动维持性行为，但无法从中体验到乐趣。非特异性的躯体症状：包括头痛、腰背痛、恶心、口干、便秘、胃部烧灼感、肠胃胀气等，常归结于"月子里受凉，没有养好，得了月子病"。

产后抑郁症需要和哪些疾病区分？

与产褥期精神病相鉴别。产褥期精神病是与产褥期有关的重要精神和行为障碍，绝大多数发生在分娩后头 2 周，但是在产后 6 周内任何程度的精神病均可能发生。其临床特征为精神错乱、急性幻觉和妄想、抑郁和狂躁交叉。产褥期精神病以分娩后 7 天内并发者最多，主要发生于高龄初产、多子女、经济收入低的妇女。对具有上诉病因、诱因和症状的患者，应请精神科医师会诊协助诊治，还应做全身检查及实验室检查，排除和严重躯体及脑部疾病有关的精神障碍。

产后妈妈在经历分娩后往往会出现躯体及精神方面的改变，此时容易与产后抑郁的相关临床表现混淆。

睡眠障碍：妈妈大多数都会存在睡眠问题，由照顾、喂养婴儿所致，如果有人帮助其照顾婴儿，避免婴儿的吵闹，妈妈可以正常安然入睡。产后抑郁的妈妈即使有安静的睡眠环境，不受婴儿干扰，但是依然不能正常睡眠。

精力下降、疲乏感：妈妈经历分娩后，还要照顾婴儿，往往表现出精力下降、疲乏感，这种状况会随着时间的延长、充分的休息而好转，但是产后抑郁的妈妈即使不照顾婴儿，仍然会感到疲乏、精力不足，而且随着时间的延长可能会加重。

注意力障碍、记忆力下降：很多妈妈都会出现注意力不集中、记忆力下降的表现，但是程度一般较轻，持续时间较短暂，但是产后抑郁的患者往往

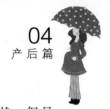

程度较重，且持续时间较长。

食欲改变：分娩后，尤其是剖宫产术后，常会出现躯体不适症状，但是患者多表现为食欲下降，即使主观上知道要为孩子哺乳，希望自己能多吃一点，但仍然食不知味，难以下咽。

躯体症状：分娩后，常出现躯体不适症状，但是这种躯体不适症状往往部位明确，随着产后恢复也会逐渐好转，但是产后抑郁的患者躯体不适，往往部位不明确，甚至性质也不明确。

 怀疑是抑郁症，应做哪些检查?

对疑为抑郁症的患者，除进行全面的身体检查及神经系统检查外，还要注意辅助检查及实验室检查。迄今为止，尚无针对抑郁障碍的特异性检查项目。因此，目前的实验室检查主要是为了排除躯体疾病所致的抑郁症。有 2 种实验室检查具有一定的意义，包括地塞米松抑制试验（DST）和促甲状腺素释放激素抑制试验（TRHST）。

 产后抑郁症常用的心理评估量表有哪些?

抑郁症的诊断主要依据病史、精神检查、体格检查、心理评估和其他辅助检查，典型病例诊断一般不困难。

产后抑郁筛查量表最常用的是爱丁堡孕产期抑郁量表（EPDS），其次有产后抑郁筛查量表（PDSS）、医院焦虑量表（HADS）等。EPDS 是一种有效的产后抑郁症自评筛选工具，于 1987 年由英国 Cox 等人创制，该表有 10 个项目，分别涉及心境、乐趣、自责、焦虑、恐惧、失眠、应付能力、悲伤、哭泣和自伤等，分 0（从未）、1（偶尔）、2（经常）、3（总是）四个等级。得分范围 0 ~ 30 分，5 分钟即可完成。

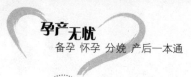
如何治疗产后抑郁症?

产后抑郁症的治疗首先要探寻和消除可能引起抑郁的不利因素，以便有针对性、有效地进行精神与心理治疗，争取不药而愈。大多数轻、中度患者通过积极有效的精神与心理治疗可得以缓解甚至痊愈。但重症患者必须辅以抗抑郁药才会取得显著效果。

对于产后抑郁，目前医学上建议采用综合治疗方法。

心理治疗：适用于轻中度产后抑郁。心理治疗可以使产后抑郁患者宣泄，感到被支持、尊重、理解，信心增强，加强自我控制及建立与他人良好交流的能力，激发患者的内在动力，去应付自身问题。心理治疗对产后抑郁症有效，同时不会给母乳喂养的婴儿造成危险，被视为产后抑郁症的一线治疗。

药物治疗：症状明显或显著影响日常生活的患者，需要在心理治疗的基础上合并抗抑郁药物治疗。应注意的是，哺乳期使用药物可能给婴儿带来不良反应，因此必须在专业医生指导下使用。

其他治疗：已有研究表明音乐治疗、光疗、中医中药治疗、芳香疗法等均可起到改善焦虑和抑郁的作用。

如何预防产后抑郁症? 预后怎么样?

有人对抑郁症患者追踪10年的研究发现，有75%～80%的患者多次复发，故抑郁症患者需要进行预防性治疗。发作3次以上应长期治疗，甚至终身服药。心理治疗和社会支持系统对预防本病复发也有非常重要的作用，应尽可能解除或减轻患者过重的心理负担和压力，帮助患者解决生活和工作中的实际困难及问题，提高患者的应对能力，并积极为其创造良好的环境，以防复发。

加强孕期保健：重视孕妈妈的心理卫生，对不良个性、既往有产后抑郁症史或家族史、筛查出有精神症状的高危孕妈妈进行监测和必要的干预。重视办好孕妇学校，鼓励孕妈妈及准爸爸一起来上课，学习妊娠和分娩的相关知识，了解分娩过程及分娩时的放松技术，消除其紧张、恐惧的消极情绪。

改善分娩环境：建立家庭化分娩室，以替代以往封闭式的产房，提高孕妈妈对分娩自然过程的感悟。开展导乐式分娩，临产后有准爸爸或其他亲人陪伴，可减少其并发症及心理异常的发生。

重视产褥期保健：尤其要重视产后妈妈心理保健。对分娩时间长、难产或有不良妊娠结局的产妇，应给予重点心理护理，注意保护性医疗，避免精神刺激。实行母婴同室、鼓励指导母乳喂养，并做好新生儿的保健指导工作，减轻产妇的体力和心理负担，辅导产妇家属共同做好产妇及新生儿的保健工作。对以往有精神抑郁史或情绪忧郁的妈妈要足够重视，及时发现识别，并给予适当的处理，防止产后抑郁症的发生。

一般而言，产后抑郁症的治疗效果相当好。80%以上的产后抑郁症患者在适当的药物和心理治疗后症状得以缓解或消失。然而，再次妊娠时产后抑郁症的复发率可达50%。所以患产后抑郁症的妇女再次妊娠及分娩后均须严密监测。

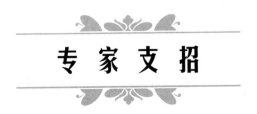

专 家 支 招

产妇如何自我调节抗抑郁？

产妇在产后应努力让自己的心情放松，等待着体内激素水平正常，使自己适应新的生活。

休养中适度增加运动。产妇可以带着快乐心情做适量家务劳动和体育锻炼。这能够转移注意力，不再将注意力集中在宝贝或者烦心的事情上。

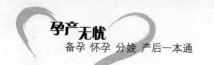

珍惜每一个睡眠机会。产妇要学会创造各种条件，让自己睡觉。当孩子安然入睡时，产妇不要去洗洗涮涮，而是要抓紧时间闭目养神。

学会寻求家人帮助。产妇要学会寻求丈夫、家人和朋友的帮助，尽量让家人明白，不要只顾沉浸在增添宝贝的快乐中而忽略了产妇的心理变化。请他们多陪自己说说话，及时告诉自己一些育儿的经验。产妇在得了产后抑郁症后，不要想着自己一个人承担，给自己的压力大了可能会加重病情。所以要尽可能地寻求家人的帮助，千万不要逞强。在生了宝宝后，产妇和宝宝都应该是家人的关注对象。在产妇得了产后抑郁症时，家人也要给予帮助，还要给产妇提供一个恢复环境。

自我心理调适。有了宝贝后，妈妈的价值观会有所改变，对自己、对丈夫、对宝贝的期望值也会更接近实际，甚至对生活的看法也会变得更加实际，坦然接受这一切有益于帮助妈妈摆脱消极情绪。做一些自己喜欢的事情，如看杂志、听音乐等，在自己的爱好中忘记烦恼。

期望有好时光也有坏日子，人生不仅有欢乐、成功、幸福等美好的时光和心境，也有悲哀、沮丧、痛苦、茫然、失败和不幸，关键是我们能否以乐观、健康的心态去对待我们所处的境遇。

家人如何帮助产妇战胜抑郁症？

创造适宜的产后恢复环境。当产妇从医院回家时，要限制来探望的人，尤其是要关掉电话，为自己创造安静、舒适、卫生的休养环境。

夫妻间要换位思考和彼此理解。有了孩子后，丈夫会感到压力很大，他会更勤奋地工作，妻子要理解丈夫；而丈夫也应该理解妻子产后身体的变化与照顾孩子的辛苦，主动分担家务。夫妻之间要相互理解和交流。

产后饮食宜清淡而富有营养，产妇要吃营养丰富而又清淡的食物；与此同时，享受被亲人照顾的亲情，在感谢其爱心中，使自己得到心灵的调养。

宝妈须知

产后抑郁症自测

产后 2 周内你有下列症状吗？

1. 白天情绪低落，夜晚情绪高涨，呈现昼夜颠倒的现象。

2. 几乎对所有事物失去兴趣，感觉到生活无趣无味，活着等于受罪。

3. 食欲大增或大减，体重增减变化较大。

4. 睡眠不佳或严重失眠，白天昏昏欲睡。

5. 精神焦虑不安或呆滞，常为一点小事而恼怒，或者几天不言不语、不吃不喝。

6. 身体异常疲劳或虚弱。

7. 思想不能集中，语言表达紊乱，缺乏逻辑性和综合判断能力。

8. 有明显的自卑感，常常不由自主地过度自责，对任何事都缺乏自信。

9. 有反复自杀的意念或企图。

如果有 5 条答"Yes"的话，且这种状态持续了 2 周的时间，那么就要怀疑自己是产后抑郁了。如果只有 1 条答"Yes"，但每天都出现，那么也应该警惕自己得了产后抑郁。

如果不满足以上两种情况，但又感到有些情绪低落的话，就很可能是产后忧郁。

 失眠性抑郁症患者的精神症状是什么？躯体症状是什么？

患有失眠性抑郁症的人，在夜晚常常会出现早醒、多梦、入睡困难等睡眠障碍。脑海里反复出现一些不愉快的往事，或者对前途忧心忡忡。

清晨起床后不能恢复充沛精力，思维能力不够清晰，白天容易头昏、疲乏、无力或瞌睡。认知功能受损，工作与学习能力下降，记忆力下降，注意力不能集中等也是比较常见的失眠性抑郁症的症状。

至于失眠性抑郁症的躯体症状，失眠便是其中最常见的一种。失眠性抑郁症患者还会感到咽喉和胸部紧缩、食欲下降、便秘、体重减轻、头疼、身

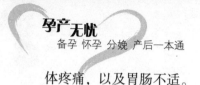

体疼痛，以及胃肠不适。

神经症性抑郁症患者最突出的症状是什么？

兴趣减退甚至丧失，对日常活动和娱乐的兴趣明显减退，体验不到乐趣和愉快。他们常常回避热闹的场合，也无意留恋美丽的风景。

对前途悲观失望，认为工作和事业已到了无法挽回的地步，个人前景暗淡，认为一切事物都毫无希望。

感到精神疲惫，精力明显不足，打不起精神，想振作也振作不起来。对生活和事业缺乏动力和热情，似乎什么都不想做，也不想动。

无助感，对自己的痛苦处境感到无力自拔，即使别人帮助自己，也感到无济于事，只能听之任之。

自我评价下降，过分夸大自己的缺点，常常自卑、自责、内疚，认为自己是无用的人，看不到自己的优点与长处。也有些病人埋怨他人，感到委屈。

感到生命缺乏意义与价值，认为活着已没有任何意义，常认为活着不如死了好。遇事老往坏处想，甚至企图自杀，但在具体实施上，则又显得顾虑重重。

反应性抑郁症的主要症状是什么？分几种类型？

症状主要表现为情绪低落、沮丧、烦闷、懊恼乃至愤恨，还伴有焦虑症状和紧张激越，即使刺激因素时过境迁或问题已得到解决，但抑郁情绪仍不能缓解。

反应性抑郁症分三种类型，最多见的是抑郁－癔症型，可以产生于癔症性激性发作之后，有抑郁激情，如大声嚎叫、哭泣、抓自己的头发、打自己，有时有夸张的疑病倾向，他们少有自责，通常以责备周围的人来为自己辩护，并可过渡到癔症性木僵。其次是抑郁－妄想型，系逐渐发展产生被害妄想，

138

还可有人格解体、非现实感。第三种是虚弱－抑郁型，以虚弱和无力为主，也可发展为木僵状态，病程较持久。

 焦虑症和抑郁症是一回事吗？

焦虑症和抑郁症是两种不同的疾病，但是两种疾病之间有一些共同的症状，如急躁、紧张、失眠、情绪波动、身体各种不适感等。有时候两种疾病很难截然分开。但焦虑症以无故紧张不安、担心、害怕为突出表现，而抑郁症以情绪低落为突出症状。这两种疾病在治疗上也有相似之处，但治疗侧重点不同，用药有一定区别。

 产褥期的心理调适一般需要经历哪三个周期？

依赖期：产后 1~3 天，在这一时期妈妈的很多需要是通过别人来满足的，如对孩子的关心、喂奶、沐浴等。

依赖、独立期：产后 3~14 天，这一时期妈妈表现出较为独立的行为，改变依赖期中接受特别的照顾和关心的状态，学习和练习护理自己的孩子，妈妈容易产生心理异常。

独立期：产后 2 周~1 个月，新家庭形成并运作，开始恢复分娩前的家庭生活。

 产后抑郁症如何综合治疗？

营养疗法：食物中所含的维生素和氨基酸对于人的精神健康具有重要影响。如果缺乏某种营养物质就会引起抑郁症，建议多吃维生素 B 含量丰富的食物，像粗粮、鱼等。

体育锻炼：适当的锻炼可以改善人的情绪，可以多出去晒晒太阳，有利于体内特殊的抗忧郁物质的分解和吸收。做适量的家务劳动和体育锻炼，不仅能够转移注意力，不再将注意力集中在宝贝或者烦心的事情上，更可以使体内自动产生快乐元素，使产妇心情从内而外地快乐起来。

心理支持：尤其是初产妇，要利用母亲、婆婆、医护人员的育儿知识，使自己在心理、育儿能力等方面得到支持。

药物治疗：要保证患者按照处方服药，并且按时复查，如果患者不想吃药，鼓励患者去看医生，看看有没有其他的选择。

自我调节：怀孕和生产过程本来就会给产妇带来生理上和心理上的巨大变化，而生产时的场面，无疑更会给产妇心理上带来恐惧和压力。这些不良情绪，再加上产后体虚气弱的身体状况，就构成了产后抑郁症的主要诱因。因此，产后抑郁症的治疗，首先要从产妇的心理根源上斩除抑郁心结，平复产妇的情绪，让产妇将精力更多地转移到对宝宝的照料和疼爱上。

爸爸也有产后抑郁吗？

男性何来产后抑郁症？一般而言，所谓产后抑郁症，是指妇女单方面的问题，但也有不少研究显示，产后抑郁症正在不断扩散到男性身上。

男性产后抑郁症，会引发很严重的后果，比如造成家庭的破裂，乃至伤害婴儿；比如误入歧途，劫掠赌博等等。其直接原因往往是作为一家之主的男性，为了解决家庭经济问题，做出各种意想不到的事情来。此外，还有一些不为人注意的变化，导致男性产生产后抑郁症。一般而言，女性产后或多或少都会把相当部分的精力花费在婴儿身上，精神依托也会由丈夫转移到婴儿，从而减少了对丈夫的关心和柔情。这样的变化对于女性来说或许是无可厚非，但对于男性却是一种打击。一些感情破裂的个案有时并非因为第三者所造成，而是因为产后抑郁症所引发。那么患上了产后抑郁症又要如何才能有效地解决呢？专家分析说，对于男性产后抑郁症，只有从其原因寻找缺口，才能彻底解决。

多与亲人朋友沟通，畅言自己的心病。有时点滴的温暖，足以救援一颗

不断被冷冻吞噬而堕落的心；失业的要努力寻找工作，尽早解决经济基础的问题。有时在解决这一问题后，其他的症状会随之全部消除；主动找心理医生辅导，从心理学上找出症结所在，可以少走好多弯路。

 产后身材大走样，怎样才能使身材保持苗条呢？

产后大补不可取：我国素有集中于产后进补的风俗。产后坐月子，鸡鸭鱼蛋等各种高脂肪、高蛋白食物，像填鸭似地拼命塞，似乎这样奶水才足，其实这是一种误解。因为产妇在妊娠期间，体内已积聚了 2000～3000 克的脂肪，这是为产后哺乳劳累所准备的。不是吃得越多分泌乳汁也越多，乳汁的分泌关键在于婴儿吸吮；吸吮越早，次数越多且有力，分泌的乳汁也越多。至于乳汁的成分，只要能保证一定的营养，受膳食的影响并不大，所以产后不需大补，这是保证分娩后正常体形的重要措施。

哺乳：有的妈妈怕胸部下垂影响自己的体形，不愿意用自己的乳汁哺育婴儿，这种做法是错误的。实际上造成胸部下垂的原因并非哺乳，而是妊娠。因为妊娠刺激乳腺增长，随之又使乳腺衰退。要防止这种衰退，哺乳是有益的。同时，哺乳可以消耗妊娠期内所积聚的 2000～3000 克的脂肪，有效地防止肥胖。

产后要早期起床活动：产后过 24 小时即应起床活动，2 周后就可以做一般家务劳动，做产后操，促进调节新陈代谢，消耗体内过多的脂肪和糖分，当然就可以防止产后肥胖，保持苗条。

 顺产会使阴道松弛吗？

顺产会导致阴道松弛，这完全是一个误区。正常的阴道分娩，尤其是在如今只生一胎和分娩方式改良了的情况下，顺产对阴道的影响是微乎其微的。"与此相反，我们最近在一所高校为女教师体检时就发现，很多 40 岁以上而又没有经历过阴道生产的女性，她们的阴道仍然非常紧，这种情况对于夫妻生活来说本来是好事。但问题是，随着女性年龄的增大，雌激素水平下降，阴道分泌物减少，本来就会发生性交障碍，这时如果再加上阴道紧的话，性交的疼痛就会更加明显。"而这种情况在那些经历过阴道分娩的女性身上，发生率相对会低一点。

除此以外，剖宫产对于女性来说，毕竟是一种手术创伤，或多或少都会留下后遗症，例如由盆腔粘连、子宫疤痕等带来的腹痛。因此也有医学专家认为："女性经历了顺产后，只要过程顺利、正常，那么她生产后仍然是一个健康人，但经历了剖宫产的女性，无论手术做得多么完美，她都会从生产前的健康变成生产后的'亚健康'。"因此，那些能够自然分娩的孕妇最好不要采取剖宫产。

产后如何预防急性乳腺炎？

急性乳腺炎是很多新妈妈都可能遭遇的状况，而曾经历过急性乳腺炎的女性甚至以"比分娩阵痛还难受"来形容。急性乳腺炎是致病菌侵入乳腺并在其中生长繁殖所引起的乳腺急性化脓性感染。这种病症在第一次做妈妈的女性中更为多见，产后的 1 个月内是急性乳腺炎的高发期；而 6 个月后的婴儿开始长牙，这个阶段乳头也容易受到损伤，应该小心预防。

发生急性乳腺炎时，一般不要停止母乳喂养，因为停止哺乳不仅影响婴儿喂养，而且还增加了乳汁淤积的机会。所以，在感到乳房疼痛、肿胀甚至局部皮肤发红时，不但不要停止母乳喂养，而且还要勤给孩子喂奶，让孩子尽量把乳房里的乳汁吸干净。

预防哺乳期急性乳腺炎的关键在于避免乳汁淤积。哺乳后应及时清洗乳头；如有乳头内陷，可经常挤捏、提拉进行矫正；产后养成定时哺乳的习惯，不让宝宝含着乳头睡觉；每次哺乳后尽量让宝宝把乳汁吸空，如有淤积，可按摩或用吸奶器排尽乳汁；同时，注意宝宝的口腔卫生。产后补充营养并不是多多益善，因为有些新妈妈在开始分泌奶水时乳腺管尚未通畅，而新生儿吸吮能力弱，如果大量分泌乳汁容易造成奶胀结块，给新妈妈带来痛苦。所以，产后进食下奶的食物应从少量开始。

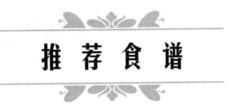

推 荐 食 谱

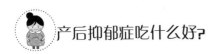产后抑郁症吃什么好？

香蕉、瘦肉、坚果类、绿色蔬菜、番茄、梨富含钾离子，钾离子有稳定血压、情绪等作用。香蕉中含有一种称为生物碱的物质，可以振奋人的精神和提高信心。而且香蕉是色胺酸和维生素 B_6 的来源，这些都可帮助大脑制造血清素。

新鲜蔬果、葡萄柚、柑橘类、木瓜、香瓜含有丰富的维生素 C。维生素 C 具有消除紧张、安神、静心等作用。葡萄柚里大量的维生素 C 不仅可以维持红细胞的浓度，使身体有抵抗力，而且维生素 C 也可以抗压。最重要的是，在制造多巴胺、肾上腺素时，维生素 C 是重要成分之一。

鸡蛋、酵母粉、深绿色蔬菜、牛奶、优质肉类、谷类、南瓜子、芝麻富含 B 族维生素。B 族维生素是维持神经系统健康及构成脑神经传导物质的必需物质。能减轻情绪波动，有效地预防疲劳、食欲不振、抑郁等。

深海鱼（如鲑鱼）含有丰富的鱼油及 Omega－3 脂肪酸，海鱼中的 Omega－3 脂肪酸与常用的抗抑郁药如碳酸锂有类似作用，能阻断神经传导路径，增加血清素的分泌量，可以部分缓解紧张的情绪，能明显舒解抑郁症状，包括焦虑、睡眠问题、沮丧等。

空心菜、菠菜、豌豆、红豆含有丰富的镁，镁具有放松神经等作用。研究人员发现，缺乏叶酸会导致脑中的血清素减少，导致忧郁情绪，而菠菜是最著名的富含叶酸的食材。

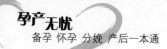

产后抑郁症的推荐食谱

小炒虾仁

原料： 准备适量的鲜虾仁、西芹、白果仁、杏仁、百合、盐、油、味精等。

做法： 将西芹切段或片，与白果仁、杏仁、百合等一同焯水；再将虾仁上浆，并放在油锅里炸一下；最后将炸好的虾仁与西芹等一同炒制即成。

香菇豆腐

原料： 准备水发香菇75克、豆腐300克、糖10克、酱油20毫升、味精1克、胡椒粉0.5克、料酒8毫升。

做法： 先将豆腐切成3.5厘米长、2.5厘米宽、0.5厘米厚的长方条，香菇洗净去蒂；炒锅内烧热油，下入豆腐，用文火煎至两面金黄色；最后烹入料酒，下入香菇，放入调味品后加水，用旺火收汁、勾芡，翻炒后出锅。

桃仁鸡丁

原料： 鸡肉100克、核桃仁25克、黄瓜25克、葱姜及各种调味料适量。

做法： 先将鸡肉切成丁，用调味料上浆；黄瓜切丁，葱、姜切好备用；核桃仁去皮炸熟；炒锅上火加油，将鸡丁滑熟，捞出控油；原锅上火留底油，煸葱、姜至香，下主辅料与调味品，最后放桃仁，然后勾芡装盘即成。